DES
INFECTIONS SECONDAIRES

LEURS LOCALISATIONS PULMONAIRES

AU COURS DE LA

FIÈVRE TYPHOIDE ET DE LA PNEUMONIE

PAR

Le Docteur Daniel POLGUÈRE

Ancien interne lauréat des Hôpitaux

PARIS

G. STEINHEIL, ÉDITEUR

2, RUE CASIMIR-DELAVIGNE, 2

1888

DES

INFECTIONS SECONDAIRES

LEURS LOCALISATIONS PULMONAIRES

AU COURS DE LA

FIÈVRE TYPHOIDE ET DE LA PNEUMONIE

IMPRIMERIE LEMALE ET Cie, HAVRE

DES
INFECTIONS SECONDAIRES

LEURS LOCALISATIONS PULMONAIRES

AU COURS DE LA

FIÈVRE TYPHOÏDE ET DE LA PNEUMONIE

PAR

Le Docteur Daniel POLGUÈRE

Ancien interne lauréat des Hôpitaux

PARIS

G. STEINHEIL, ÉDITEUR

2, RUE CASIMIR DELAVIGNE, 2

188.

DES

INFECTIONS SECONDAIRES

LEURS LOCALISATIONS PULMONAIRES

AU COURS DE LA FIÈVRE TYPHOIDE ET DE LA PNEUMONIE

AVANT-PROPOS

Dans le courant de l'année que nous avons passée à l'hôpital Trousseau, chez notre excellent maître M. le D^r d'Heilly, nous avons eu l'occasion d'étudier un grand nombre de broncho-pneumonies, surtout de broncho-pneumonies diphthériques. Pour ce qui est du microbe spécifique de la diphthérie, nos recherches sont restées vaines, mais nous avons été frappé de ce fait : la présence constante et en grand nombre de microbes pathogènes déjà connus. Déjà d'ailleurs, l'année précédente, M. le Dr Hutinel nous avait entretenu de la coexistence possible de plusieurs microbes chez un même malade et du grand intérêt qu'offrirait cette étude.

Malheureusement l'ignorance ou nous sommes encore

de l'organisme pathogène de la diphthérie était bien faite.
pour nuire à la netteté des résultats. C'est alors que nous
avons été amené à choisir deux maladies dont les microbes sont bien connus, la fièvre typhoïde et la pneumonie.
Nous étions d'ailleurs encouragé par la lecture du Traité
de notre cher maître M. le professeur Cornil, qui est certes
un des premiers qui aient marqué la place importante
que prendront dans l'avenir les infections secondaires.

Nous sommes heureux de pouvoir remercier ici nos
maîtres des hôpitaux : MM. Broca, Després et Bucquoy,
qui nous ont accueilli avec tant de bienveillance au seuil
de nos études; puis MM. les professeurs Vulpian et Cornil,
qui, tout en nous instruisant au lit du malade, nous ont
appris dès le début à aimer l'anatomie pathologique ;
durant le cours de notre internat, MM. Gillette, Gouraud,
Chauffard, de Beurmann, Josias et tout particulièrement MM. d'Heilly et Legroux, qui nous ont guidé
dans l'étude de la pathologie infantile, et MM. Hutinel
et Rigal, à qui nous devons tant de bons conseils et tant
de précieux enseignements.

Je ne saurais enfin oublier la mémoire de deux maîtres
enlevés trop tôt à l'affection et à la reconnaissance de
leurs élèves, Wurtz et Henninger; ils n'avaient rien
négligé pour nous donner en chimie une solide ins-
truction théorique et pratique.

INTRODUCTION

Nous appelons, avec Cornil, Fränkel, Jaccoud et la plupart des bactériologistes, *infection secondaire*, l'envahissement par un microbe d'un organisme déjà infecté par un autre microbe. Tel un érysipèle, fonction du *Streptococcus erysipelatis,* survenant au cours d'une fièvre typhoïde, fonction du bacille d'Eberth et de Gaffky.

C'est un fait doublement acquis aujourd'hui par l'observation et par l'expérimentation, que la plupart des maladies pyrétiques infectieuses sont produites par l'introduction et l'évolution d'un microbe pathogène dans un organisme. C'est ainsi que le bacille de Koch est considéré comme cause de la tuberculose, le *Streptococcus erysipelatis* comme cause de l'érysipèle; pour ce dernier même, toute une série d'inoculations a été faite sur l'homme par Fehleisen, sous le couvert de la thérapeutique.

A la suite de ces inoculations de cultures pures, on doit observer théoriquement, et on observe en fait, des maladies typiques, à cycle régulier, à évolution simple et constante, pure comme l'inoculation qui en a été le point de départ : c'est de la maladie expérimentale.

Et cliniquement aussi il est donné au médecin de voir

des maladies, réduites à leur expression la plus simple, parfaitement régulières, parcourir leurs différentes périodes sans la moindre complication et se résoudre tout naturellement. Quoi de moins rare qu'une pneumonie classique, faisant sa défervescence au septième jour, qu'une fièvre typhoïde parcourant ses trois stades sans qu'aucun symptôme s'exagère, qu'aucune complication vienne obscurcir un pronostic tout le temps favorable?

Mais certes plus nombreux sont les cas où la physionomie de la maladie se trouve altérée. Que de formes, que de complications font du pronostic le problème de beaucoup le plus difficile qu'ait à résoudre le médecin! C'est que, on l'a dit depuis longtemps, il y a la clinique à côté de la pathologie, à côté de la pneumonie il y a les pneumoniques. Idée presque banale à force d'être répétée et vérifiée, mais bien obscure encore si l'on cherche à remonter jusqu'à la cause.

D'où vient en effet cette contradiction apparente? comment expliquer cette simplicité de la théorie et cette complexité des faits?

Trois éléments sont à considérer pour résoudre cette importante question; le premier, le plus anciennement connu, c'est la notion du milieu, du *terrain*; le second, mis admirablement en lumière par Chauveau et ses élèves, c'est la notion de *quantité* de l'agent virulent; le troisième, celui que nous nous proposons d'étudier, en partie du moins, est de connaissance toute récente: c'est la notion des *infections secondaires*.

Nous ne nous occuperons pas des notions de terrain ni de quantité; sur cette dernière on ne possède encore aucune donnée positive applicable à la pathologie humaine ; nous ferons remarquer seulement qu'au milieu des découvertes récentes de la bactériologie l'importance du terrain n'a fait que se confirmer.

Ce sont particulièrement les infections secondaires que nous nous sommes proposé d'étudier.

Dès le début nous avons donné la définition qui nous a paru la plus simple et la plus générale ; mieux qu'elle, un exemple fera comprendre ce qu'il faut entendre par là. Un typhique présente au cours de sa maladie une parotidite, des abcès multiples, un érysipèle, des gangrènes ; or, comme le disent Cornil (1) et Chantemesse (2) : « Étant donné que le bacille d'Eberth ne donne ni sup- « puration, ni érysipèle, ni gangrène, on doit supposer « à priori que des infections nouvelles sont venues se « greffer sur l'organisme déjà atteint par l'agent patho- « gène typhoïde, etc. ».

Et de fait l'examen direct justifie ces idées théoriques, qui s'appliquent à toutes les maladies infectieuses en général.

C'est par effraction que le micro-organisme pénètre : il laisse en quelque sorte derrière lui une porte ouverte ; d'autre part, il affaiblit cet organisme, le rend vulnérable ; il prépare les voies et le terrain pour des inoculations successives ; alors se trouve altéré et dévié le type morbide primitif, et à des états infectieux primitifs légers se substituent des états infectieux secondaires qui peu-

(1) Cornil. *Les Bactéries.*
(2) Chantemesse et Widal. *Archives de physiologie,* 1887.

vent être graves, qui peuvent modifier du tout au tout pronostic et traitement.

Ainsi comprise et ainsi délimitée, la notion des infections secondaires est d'une grande utilité au point de vue de la pathologie générale : elle jette un jour tout nouveau sur les complications des maladies infectieuses ; elle contribue pour une large part à faire comprendre les formes, à préciser ces notions si vagues de génie épidémique, de constitution médicale (1).

L'importance de cette étude porte encore sur la pratique : le jour où la valeur de ces infections secondaires sera bien établie, le médecin sera bien plus sévère qu'aujourd'hui sur l'hygiène des malades ; il surveillera avec le plus grand soin les trois grandes voies d'inoculation, voies intestinale, pulmonaire et cutanée ; bref, il s'efforcera de rendre aseptiques dans la mesure du possible les milieux intérieur et extérieur.

Le champ des infections secondaires est très vaste ; ne comprend-il pas depuis la tuberculose éclatant à la fin d'une rougeole jusqu'à ces éruptions discrètes de furoncles qui marquent la fin d'une fièvre continue ?

Il est essentiel de faire une division.

Celles qui dès l'abord se séparent nettement de l'affection première grâce à leur individualité puissante, telles que la diphthérie, la rougeole, la scarlatine secondaires, etc. ; nous les appelons *infections secondaires distinctes*. Elles sont connues et bien décrites depuis longtemps.

Mais à côté d'elles prennent place des infections moins

(1) Cette idée est remarquablement présentée et développée par M. BARD (de Lyon). *Archives de physiologie*, 1886.

éclatantes, qui se fondent en apparence avec la maladie primitive, au point que l'étude microscopique et bactériologique peut seule faire le départ entre elles : c'est là ce que nous appelons les *infections secondaires proprement dites* :

Infections secondaires.	distinctes........	Rougeole. Scarlatine. Diphthérie. Tuberculose, etc.
	proprement dites..	Inflammations. Suppurations. Gangrène. Abcès. Furoncles. Érysipèles, etc.

Primitivement nous avions l'intention d'étudier les infections secondaires dans la fièvre typhoïde et dans la pneumonie. Nous avons vite reconnu que c'était là une œuvre de longue haleine, bien au-dessus de notre temps et de nos forces. Nous nous sommes restreint à l'étude des infections secondaires qui se localisent dans le poumon, au cours de ces deux maladies.

Aucun organe en effet n'est plus que le poumon exposé à des localisations semblables. Sans cesse en contact avec de l'air qui circule, il s'abouche d'autre part avec le pharynx et la cavité buccale, où pullulent les micro-organismes, même dans l'état de santé (1) ; organe

---

(1) RAPPIN. *Les bactéries de la bouche à l'état normal et dans la fièvre typhoïde.* Th. de Paris, 1881.

VIGNAL. Recherches sur les micro-organismes de la bouche. *Arch. Phys.*, 1886.

éminemment vasculaire, il réagit avec rapidité et violence contre presque tous les micro-organismes. Nous n'apportons qu'un petit nombre d'observations ; mais nous ferons remarquer combien de temps demande l'étude d'une seule, qui ne peut être menée à bien que par des cultures multipliées et par des examens microscopiques extrêmement nombreux.

Notre travail est divisé de la manière suivante :

Un historique très court, les infections secondaires n'ayant, pour ainsi dire, pas encore d'histoire.

Un chapitre sur les microbes qui se trouveraient normalement dans le poumon sain et sur les microbes qui se développent dans l'intervalle réglementaire et absurde qui sépare la mort de l'autopsie.

Un chapitre sur les infections secondaires du poumon dans la fièvre typhoïde.

Un chapitre sur ces mêmes infections dans la pneumonie.

Enfin une vue d'ensemble sur les résultats obtenus.

Au cours de notre exposition, quand nous rencontrons pour la première fois un micro-organisme, nous le décrivons avec soin, nous bornant à en faire la simple mention quand nous le retrouvons dans la suite.

I

HISTORIQUE

La connaissance des microbes pathogènes des maladies que nous étudions remonte à peine à quelques années ; il ne faut donc point s'étonner si les travaux qui ont rapport à leurs infections secondaires sont peu nombreux. Presque tous les auteurs se sont bornés à l'étude de leurs micro-organismes spécifiques : Eberth, Klebs, Friedländer, Seitz, Artaud, Mayer, Cornil, Chantemesse et Widal pour la fièvre typhoïde ; Klebs, Koch, Eberth, Friedländer, Talamon, Fränkel, Senger, Weichselbaum, Netter pour la pneumonie.

Au point de vue qui nous occupe, nous n'avons pu relever dans la littérature médicale qu'un très petit nombre de travaux ; il n'en existe même aucun pour la dothiénentérie. Il nous semble que c'est au professeur Cornil que revient le mérite d'avoir nettement distingué le *rôle respectif* des micro-organismes. Après avoir mentionné les recherches qu'il a faites sur la gangrène pulmonaire, les éruptions furonculeuses, ecthymateuses, les eschares à la suite de la fièvre typhoïde, il ajoute en forme de conclusion :

« On observe dans la fièvre continue plusieurs formes « de bactéries : les unes qui appartiennent en propre à « cette maladie, les autres qui se rapportent aux com-

« plications amenées par la nécrose et l'ulcération des
« plaques. »

Un certain nombre d'observations ont été publiées.

Gaffky a examiné plusieurs poumons atteints de congestion et de splénisation chez des typhiques ; il a trouvé plusieurs espèces de bactéries, dont une ressemblait au bacille typhique, mais il n'ose pas se prononcer.

Hanot a publié en 1881, dans la *Revue de Médecine*, une observation de miliaire bactérienne dans la fièvre typhoïde.

Rendu donne dans la France médicale de 1883l a relation d'une pleurésie interlobaire suppurée, où l'on a trouvé dans le liquide purulent le bacille d'Eberth.

Chant messe et Widal ont vu le même bacille dans deux cas de broncho-pneumonie et dans un cas de pneumonie typhoïde. « On voit donc, ajoutent ces auteurs, « que les documents sont encore peu nombreux et que « cette étude appelle bien des recherches. »

Les documents touchant la pneumonie sont un peu plus nombreux.

Afanasiew (1) décrit, en 1884, trois variétés de micro-organismes : deux micrococques arrondis et un micro-coque ovoïde, qui serait, lui, pathogène de la pneumonie ; il n'insiste pas sur les qualités des micrococques arrondis.

Dans son dernier mémoire, Friedländer (2), bien qu'ayant constaté des micrococques de grosseurs différentes, ne parle absolument que du pneumocoque.

---

(1) AFANASIEW. *Orvosi hetilap.*, mars et juin 1884.
(2) FRIEDLANDER. Ueber Pneumonie-micrococcen, *Fortschritte der medicin*, vol. III, p. 92, 1885.

Cornil (1) signale également plusieurs espèces de microbes dans les leçons qu'il fait sur les pneumonies grippales de l'année 1886.

Jaccoud (2) fait à l'Académie des sciences une communication très importante au sujet de deux pneumoniques dont l'observation est rapportée dans ses Leçons de clinique médicale de 1887. Il s'agit de deux cas d'infection purulente survenue au cours de pneumonies. Pour M. Jaccoud, l'hépatisation grise a été le point de départ d'une véritable pyohémie avec abcès multiples. Or ces abcès étaient, de même que la pneumonie, extrêmement riches en streptocoques, et il semble que ces microbes aient joué le principal rôle dans cette pyohémie secondaire.

« Ménétrier (3) et Netter ont également trouvé dans
« un grand nombre de cas le pneumocoque associé à des
« microbes de la suppuration, streptocoques ou staphy-
« locoques. Mais, ajoutent-ils, hors un cas, très com-
« plexe, où l'infection a peut-être été simultanée, les
« microbes de la suppuration paraissent se développer
« par une infection secondaire, entée sur la première...
« Ces rapports des microbes de la suppuration avec le
« pneumocoque ne sont du reste encore que fort impar-
« faitement élucidés. »

Dans son travail paru en 1886, Fränkel (4) mentionne

(1) Cornil. *Journal des Connaissances médicales*, 1886.
(2) Jaccoud. *Leçons de clinique médicale*, 1887.
(3) Ménétrier. *Grippe et pneumonie*. Thèse, Paris, 1887.
(4) Fränkel. Weitere Beiträge zur Lehre von den Mikrococcen der genuinen fibrinösen Pneumonie. *Zeitschrift für klinische Medicin*. Berlin, 1886.

également plusieurs organismes, mais il est impossible de trouver une conclusion dans ce mémoire long et obscur.

Deux auteurs seulement ont essayé de déterminer tous les microbes qui existent dans la pneumonie: ce sont Senger et Weischselbaum. Les recherches de ces deux bactériologistes ont porté sur un très grand nombre de cas; ils ont varié et multiplié les examens microscopiques et les cultures; leurs résultats sont sensiblement différents.

Senger (1) a isolé cinq micrococques :

1° Un grand coque *a*, à culture très blanche.

2° Un coque ovale *b*, à culture un peu grise, en forme de clou.

3° Un coque petit *c*, très blanc.

4° Un coque gris *d*.

5° Un coque jaune *e*.

Il conclut simplement, d'après ses inoculations à divers animaux, que le coque *b* est l'organisme spécifique de la pneumonie. Chose vraiment surprenante, il n'a jamais rencontré de streptocoques ni de bactéries, alors que tous les auteurs assurent avoir fait plusieurs fois cette constatation.

Le travail de Weichselbaum (2) est tout récent; ses observations concordent remarquablement avec les nô-

(1) Senger. Bacteriologische Untersuchungen über die Pneumonie und pneumonische Metastasen. *Arch. f. exp. Path. u. Pharmacologie.* Leipzig, 1885-86, XX, 398-410.

(2) Weichselbaum. Uber Ætiologie und pathologische Anatomie akuter Lungenentzündungen. *Wiener med. Wochenschrift*, 1886.

tres. Il a déterminé quatre micro-organismes différents :

1° Le Diplococcus pneumoniæ, ou pneumocoque, le plus fréquent.

2° Le Streptococcus pneumoniæ.

3° Les Staphylococcus pyogenes albus et aureus.

4° Le Bacillus pneumoniæ.

Weichselbaum conclut que le Diplococcus pneumoniæ est le plus souvent la cause de la pneumonie, mais que d'autres micro-organismes peuvent donner lieu à des hépatisations.

Tel est l'ensemble des travaux que nous avons consultés. On voit, en résumé, que, parmi les observateurs, les uns ont simplement étudié l'organisme spécifique, négligeant volontairement tous les autres qui l'accompagnent; qu'un petit nombre a fait la constatation de plusieurs micro-organismes; que presque aucun d'entre eux n'a tenté d'éclaircir leur rôle respectif. Qui pourrait croire cependant que le streptocoque, par exemple, que l'on trouve en grande abondance dans certains poumons hépatisés, ne modifie profondément la lésion, ce streptocoque si actif, si vivant, et par cela même si dangereux ?

MICRO-ORGANISMES DANS LE POUMON SAIN

Recherche sur les animaux. — Nous avons examiné les poumons de cinq cobayes, six lapins, deux poulets et deux pigeons. Nous avons procédé de la manière suivante : Les animaux sacrifiés paraissaient absolument sains ; les poumons ont été enlevés rapidement, puis incisés aussitôt avec un couteau stérilisé ; l'incision a été faite horizontalement, et l'on a pris soin de n'écarter les deux lèvres que juste au moment de la récolte. A l'aide du fil de platine stérilisé, on a pris un peu de matière, en évitant toute bronche un peu grosse. On a ensemencé de la sorte des tubes, moitié gélatine-peptone et moitié agar. Les tubes d'agar ont été mis à l'étuve (37°), ceux de gélatine laissés à la température de la chambre (18-20°). Dans aucun de ces tubes il ne s'est développé de culture, à part une colonie dont l'aspect caractéristique a fait reconnaître au premier coup d'œil un aspergillus, introduit accidentellement.

Après avoir ensemencé nos tubes, nous avons fait avec le raclage des surfaces de section des préparations sur lamelles sèches, d'après la méthode de caléfaction de Koch. Examinées avec les objectifs 10 et 12 de Verick (immersion homogène), et les oculaires 1, 2 et 3, ces préparations ne renfermaient que quelques coques arrondis ; or ces coques appartenaient à notre liquide colorant (violet de méthyle 6 B. en solution d'Ehrlich). Il est presque impossible en effet d'avoir un bain colorant absolument exempt de cocci ; il est essentiel de faire chaque fois un examen du liquide colorant ; c'est là, comme le dit Van Ermengem (1), une cause d'erreur souvent méconnue.

Recherche sur l'homme. — Dans une seconde série, nous avons fait cinq ponctions capillaires chez des malades absolument indemnes de toute affection pulmonaire : deux chlorotiques, deux femmes enceintes, une femme atteinte de métrite chronique. Après désinfection de la peau, lavage au savon et à la liqueur de Van Swieten, nous avons piqué en plein poumon avec une aiguille soigneusement flambée, puis aspiré légèrement. A l'aide du fil de platine on recueille le liquide séro-sanguinolent et on ensemence cinq tubes de gélatine-peptone par piqûre, et cinq tubes d'agar. Deux seulement de ces dix tubes ont présenté des traces de culture.

Ces tubes venaient d'une chlorotique ; nous le répétons à dessein, ni avant ni après la ponction elle n'a présenté la moindre affection pulmonaire.

Au bout de vingt-quatre heures, le tube de gélatine-peptone a offert des traces très nettes de culture ; il s'était formé une petite tête blanc-grisâtre, mince, grosse comme une tête d'épingle ; le lendemain la tête avait doublé de volume, et le long de la tige on voyait une vingtaine de

(1) VAN ERMENGEM. — *Traité de Technique bactériologique*, 1887.

tout petits points blancs arrondis. Au troisième jour, tête lenticulaire, un peu irrégulière sur les bords, assez épaisse, blanc-grisâtre.

Au sixième jour, les parois du tube étaient atteintes et la gélatine a commencé à se liquéfier en cupule. Une fois commencée, la liquéfaction a marché assez rapidement, offrant une cupule remplie d'un liquide grisâtre, avec semis blanchâtre au fond.

Une parcelle de culture, prise au troisième jour, et examinée sur lamelles sèches après coloration par le violet de méthyle en solution d'Ehrlich, montre des coques isolés, groupés irrégulièrement, parfaitement arrondis, bien colorés et d'un diamètre de $0\mu,5$ environ.

Le tube d'agar mis à 37°, au bout de 48 heures on observait déjà une tête grise, irrégulière, un peu saillante. A l'aide de cette dernière culture on fit trois plaques de gélatine d'après la méthode de Koch. Les deux premières plaques durent être rejetées, en raison du grand nombre de colonies qui s'y développèrent.

Sur la plaque III, des colonies ne sont devenues nettement visibles qu'au bout de 48 heures, sous forme de petites taches grises, avec un point central un peu plus opaque. Les jours suivants, les taches se sont assez rapidement étendues, et, examinées à un grossissement faible, présentaient l'aspect suivant (5° jour) : un point central opaque, une zone petite striée en rayons de roue, une zone périphérique un peu plus blanche, d'aspect homogène, à bord arrondi.

Puis la gélatine s'est déprimée au niveau de la culture et a fini par se liquéfier franchement. Ces colonies étaient formées à l'examen microscopique de cocci petits, tous semblables, sans disposition régulière, bien colorés, mesurant de 0μ,4 à 0μ,6.

Une nouvelle inoculation de ces colonies dans un tube de gélatine a donné d'abord une tête plate grise, irrégulière sur ses bords, assez mince ; une tige formée de petits grains blancs arrondis ; vers le 4e jour la gélatine a commencé à se liquéfier ; la liquéfaction a continué assez vite, au point d'atteindre 1 cent., 5 au bout du 7e jour ; le tube conservé s'est liquéfié en totalité.

En nous fondant sur ces différents caractères, nous sommes amené à considérer ce coque comme l'analogue de celui qui a été décrit par Miller et par Vignal, sous le nom de coccus a. C'est un microcoque qui existe normalement et en grande abondance dans la bouche ; il ne paraît pas pathogène.

En même temps que les colonies précédentes, s'étaient montrés sur la même plaque de petits points blancs demi-transparents, brillants. Ils ne tardèrent pas à se différencier nettement ; en effet, tandis que ceux des coccus a se développaient vite et formaient deux zones bien marquées, ces petits points ne grossissaient qu'avec une lenteur extrême ; au 5e jour ils avaient la dimension d'une très petite tête d'épingle.

Examinés directement, ces points se montrèrent formés de coques ovoïdes de 0μ,4 à 0μ,5 tantôt isolés, bien plus souvent groupés par deux, quelquefois par trois, sans enveloppes.

Comme nous leur trouvions absolument la forme, les dimensions, le groupement en diplocoques du micrococcus pneumonique, nous fîmes un ensemencement sur l'agar.

Placé à l'étuve à 37°, le tube montrait dès le lendemain une tête lenticulaire grisâtre, petite, plate, demi-transparente, brillante, d'aspect humide, avec une tige un peu irrégulière et bien développée. Les trois jours suivants, la tête s'accrut, en conservant les mêmes caractères, mais sans atteindre les parois; la tige avait atteint une épaisseur de 1 millimètre environ. Mais vers le 6° jour la croissance s'arrêta, la culture ne fit plus que s'épaissir un peu, jaunir, sans prendre à proprement parler la forme de clou; vers le 15° jour elle offrait un aspect blanc-grisâtre, un peu boursoufflé, et commença à se dessécher.

Examinée au 3° jour, cette culture était formée uniquement de coques ovoïdes, groupés par deux, quelquefois par trois et par quatre, sans capsule. Un peu plus gros que ceux des premières cultures, $0\mu,5$ à $0\mu,6$; uniformément et bien colorés par les violets de méthyle et de gentiane, et par le liquide de Löffler.

Dès le premier examen nous avions été frappé de la ressemblance de ce coque avec le Micrococcus pneumoniæ; en nous fondant sur les différents caractères mentionnés plus haut, nous pensons que ce second micro-organisme, provenant du poumon sain de notre chlorotique, n'est autre que le pneumocoque lui-même.

Nous avons examiné ensuite les poumons de cinq cadavres, vingt-quatre heures après la mort; ce sont des cas de mort subite, ou de mort rapide après un grand traumatisme. Sans entrer dans les détails, disons simplement que dans un cas l'examen des raclages sur lamelles sèches et les ensemencements dans des tubes d'agar et de gélatine n'ont rien donné ; que dans les autres cas nous avons séparé à l'aide des plaques les organismes suivants :

1° Trois fois, et nous l'avons rencontré souvent dans des poumons malades, une bactérie, très semblable au bacille typhique, mobile comme lui, de 1 à 2μ de longueur, uniformément colorée, à extrémité presque carrée, d'ailleurs assez variable comme longueur, plus constante comme largeur (elle est trois à quatre fois plus longue que large).

En tube de gélatine elle se développe très rapidement ; en 24 heures, il se forme une cupule de gélatine liquéfiée grosse comme un pois. La partie liquéfiée est trouble, grisâtre ; au bout de quelques jours elle est recouverte d'une pellicule très mince, de même couleur ; au fond de la cupule s'accumulent de tout petits grumeaux blancs.

En tube d'agar la colonie prend tout de suite un développement exubérant ; au troisième ou au quatrième jour, les bords du tube sont atteints par la tête blanc-grisâtre à contour irrégulier, assez sèche, épaisse, mamelonnée.

Sur les plaques elles offrent l'aspect suivant : en 24 heures, colonies larges de 2 à 3 millimètres ; un petit point blanc, opaque au centre, puis une large zone grise, demi-transparente, au niveau de laquelle la gélatine est liquéfiée, ensuite une petite collerette très mince, plus opaque, plus blanche ; la forme est géométriquement arrondie.

Les jours suivants, la colonie s'accroît rapidement, en conservant le même aspect ; l'accroissement paraît se faire par l'extension de la zone intermédiaire grise, mince, demi-transparente.

Examinées sur lamelles sèches, toutes ces colonies se montrent formées par des bacilles analogues à ceux que nous avions trouvés immédiatement sur les lamelles sèches de raclage du poumon. Elles sont souvent articulées en deux ou trois segments. Leur sporulation se fait par une petite spore que l'on aperçoit sur un certain nombre d'entre elles à l'extrémité du bâtonnet ; c'est une petite sphère très petite, réfringente, mal colorée. Ces spores se détachent ensuite, grossissent et se colorent mieux. Dans toutes nos colonies il y avait toujours de ces coques en assez grand nombre. Le mode de sporulation n'est pas douteux pour nous ; mais peut-être faut-il faire quelques réserves sur la pureté de ces cultures et peut-être un certain nombre de ces coques sont-ils aussi des organismes de putréfaction que nous n'avons pu réussir à séparer.

Quoi qu'il en soit, l'existence de ce bacille de la putréfaction, si semblable au bacille typhique, ne saurait être mise en doute.

2° Nous avons trouvé deux fois, et plus tard aussi dans nos examens de poumons malades, un second bacille, bien différent du premier, et ressemblant beaucoup au *Bacterium termo*, dont il nous paraît cependant devoir être nettement distingué.

Ce sont des bactéries, longues de 1µ à 1µ, 5, minces en leur milieu, renflées aux extrémités, en forme d'haltères. Elles sont toutes uniformes, de même dimension, bien colorées, et, chose singulière, elles offrent quelquefois même sur les lamelles de raclage une disposition zoogléique, comme si le scalpel les avait enlevées en masse sans les dissocier.

Sur les plaques de gélatine, on voit des petits points blancs au bout de 24 heures. Dès le 2e jour, la gélatine commence à se liquéfier : tache blanche opaque centrale, collerette mince, grisâtre, liquide. Les jours suivants, extension rapide de la colonie, qui conserve le même aspect.

Les tubes de gélatine se liquéfient dès le 2e jour ; il se forme d'abord une petite colonie blanche lenticulaire, puis une cupule qui atteint dès le deuxième jour les parois du tube. La gélatine liquéfiée reste grisâtre.

Les tubes d'agar à 37° donnent une colonie exubérante, épaisse, mamelonnée, qui atteint en trois jours les bords du tube ; la tige se développe bien.

Comme on le voit, ce microbe se rapproche par plusieurs de ses caractères du Bacterium termo ; il s'en éloigne surtout par l'absence de couleur verte de la gélatine et par sa mobilité qui est beaucoup moindre.

3° Nous avons trouvé une fois sur ces poumons, et plusieurs fois sur des poumons de typhiques, un bacille grand, toujours peu abondant, large de $0\mu,3$, long de 2 à 3μ, souvent articulé en deux ou trois segments, uniformément et fortement coloré, à extrémités arrondies. Chose singulière, nous ne l'avons jamais retrouvé dans nos cultures. Sa rareté relative, étant donné le nombre des poumons que nous avons examinés, ses grandes dimensions, sa ressemblance avec le Leptothrix buccalis, nous font penser que ce n'est pas un bacille pathogène.

Dans un cas, nous avons obtenu sur les plaques des colonies du Staphylococcus albus. Petites colonies arrondies, blanches, opaques, se montrant nettement sous forme de points de 1 millimètre au bout de 48 heures, puis s'étendant rapidement, ramollissant la gélatine surtout à leur périphérie, qui devient blanc-grisâtre, finement granuleuse, en conservant sa forme bien circulaire.

Dans les tubes, tête large, plane, blanche, bien arrondie, au-dessous de laquelle la gélatine se liquéfie; puis la tête paraît se désagréger, les grains zoogléiques tombent au fond de la cupule, qui au 3e jour déjà atteint les bords du tube.

Coloré, il se montre sous forme de beaux cocci, bien colorés, tout à fait ronds, mesurant de 1μ,2 à 1μ,5, irrégulièrement groupés en amas, ou isolés.

Si maintenant nous jetons un coup d'œil sur les résultats obtenus, nous arrivons à quelques conclusions intéressantes : À l'état de santé, il n'existe au sein du parenchyme pulmonaire, les grosses et moyennes bronches mises à part, aucun micro-organisme, et cela dans la très grande majorité des cas. Ce fait n'a pas laissé de nous surprendre ; peut-être en faut-il chercher la cause dans l'acidité normale du poumon. On sait, en effet, que le poumon sain offre au papier de tournesol une réaction acide, et Robin et Verdeil ont tenté d'isoler cet acide, qu'ils décrivent sous le nom d'*acide pneumique ;* on sait aussi que presque tous les microbes connus ne se développent bien que dans un milieu alcalin. C'est là d'ailleurs une simple supposition.

Cette asepsie du poumon n'a d'ailleurs rien d'absolu. Nous y avons rencontré trois micro-organismes :

1° Le Coccus a, de Vignal, dont la valeur pathogène paraît faible, sinon nulle.

2° Le Staphylococcus albus ; c'est un des organismes de la suppuration, bien plus redoutable à coup sûr que le précédent.

3° Enfin, dans un cas, le Pneumocoque ; tout le monde est d'accord aujourd'hui pour le regarder comme le facteur principal de la pneumonie.

Comme nous le disions tout à l'heure, ce n'est pas sans étonnement que nous l'avons observé en dehors de toute lésion pulmonaire et de toute infection généralisée.

Si nous rapprochons de ce fait les observations d'un certain nombre d'auteurs, entre autres Sternberg, Fränkel et Netter qui l'ont trouvé dans la bouche et dans les fosses nasales, nous sommes conduit à admettre que le pneumocoque peut exister à l'état latent, non seulement dans les voies respiratoires, mais même en plein parenchyme pulmonaire.

C'est là un nouveau fait de microbisme latent, pour employer l'expression du professeur Verneuil. Il nous semble ainsi plus facile de comprendre la réalité, l'importance si grande des actions comme celle du froid, que récemment encore le professeur Jaccoud montrait être réellement efficientes, et tout en admettant, bien plus, tout en ayant constaté la présence du pneumocoque dans les deux observations qu'il publie.

Tels sont les organismes, rares et en petit nombre,

que nous avons trouvés dans des poumons vivants ou frais.

Malheureusement, comme nous l'avons vu, il se développe souvent des microbes de la putréfaction dans les vingt-quatre heures qui suivent la mort. Une fois seulement nous n'avons rien trouvé ; dans les autres cas nous avons isolé :

1° Un *bacille* α, très semblable au bacille typhique; c'est le plus fréquent.

2° Une *bactérie* β, très semblable au *Bacterium termo*.

3° Un *gros bacille articulé* δ.

4° Le *coccus* dit *Staphylococcus pyogenes albus*.

Il est possible qu'il y ait encore des cocci de la suppuration ; nous en trouvions sur nos lamelles sèches et aussi dans nos cultures du bacille α ; mais l'absence de caractère morphologique différentiel, l'existence incontestable de spores arrondies venant certainement de ce bacille, et par-dessus tout la rapidité énorme du développement et la liquéfaction de la gélatine qui mélangeait en 48 heures toutes les colonies, nous ont empêché de les déterminer.

Quoi qu'il en soit, il nous suffisait, pour notre but, d'avoir distingué les principaux organismes de la putréfaction, surtout ceux qui par leur morphologie se rapprochent beaucoup des bactéries pathogènes que nous allons rencontrer.

Maintenant que nous nous sommes prémuni contre ces causes d'erreur, nous pouvons aborder l'étude des infections secondaires dans le poumon. Nous commencerons par les rechercher dans la fièvre typhoïde.

III

INFECTIONS SECONDAIRES DANS LA FIÈVRE TYPHOIDE

Notre première observation est un exemple remarquable d'infection secondaire localisée dans le poumon au cours d'une fièvre typhoïde. Au cours d'une dothiénentérie, d'apparence bénigne, apparaît subitement une pneumonie à pneumocoque ; dès l'apparition de cette deuxième infection, la face de la maladie change, la pneumonie absorbe en quelque sorte toute la scène, et emporte le malade au bout de quelques jours. C'est, croyons-nous, la première observation publiée, où l'analyse bactériologique vient établir d'une façon indiscutable l'existence d'une hépatisation franche, aiguë, fibrineuse au cours d'une fièvre continue.

Pour cette observation que nous mettons en tête, nous entrons dans le plus grand détail sur l'examen bactériologique ; on pourra ainsi juger de la méthode que nous avons employée dans tous nos examens. Dans les observations qui suivent, nous omettrons au contraire volontairement le long détail de ces procédés ; la répétition en serait fastidieuse.

OBSERVATION I

*Fièvre typhoïde d'intensité moyenne. — Au quatorzième
jour, pneumonie à pneumocoque, broncho-pneumonie également à pneumocoque.*

Le nommé Laborde, Henri, âgé de 16 ans, apprenti maçon,
entre le 16 avril 1887 à l'hôpital Necker, dans le service de
M. Rigal.

Il se plaint d'une grande faiblesse, de fièvre et de maux de
tête, qui l'empêchent de travailler.

C'est un garçon petit, mais trapu et robuste ; il dit n'avoir
jamais été malade ; il a encore ses parents, qui sont en bonne
santé.

Il y a huit jours, il est pris vers le soir d'un mal de tête
violent, ne sent pas d'appétit pour dîner, se couche et dort
mal la nuit. Le lendemain la céphalalgie persiste, le manque
d'appétit est complet et une épistaxis abondante survient.

Vers le soir, fièvre vive, avec sensation de chaleur, surtout
pénible pendant la nuit. Les mêmes symptômes s'accentuent
les jours suivants et il ne peut venir à l'hôpital que soutenu
par deux de ses camarades.

A son entrée, on note une stupeur assez marquée, des vertiges quand on le fait asseoir ; la langue est sale, mais peu
sèche, tremblotante ; surdité légère, lenteur dans les réponses.
Rien dans la gorge, rien du côté du thorax. Le ventre est un
peu ballonné, pas de taches ; il y a de la douleur et du gargouillement dans les deux fosses iliaques. La rate est grosse ;
le foie n'est point douloureux, ni augmenté de volume.

Il n'y a pas de dyspnée ; on entend dans la poitrine quelques
sibilances disséminées ; les battements du cœur sont faibles ;
la pointe est légèrement déviée en dehors ; souffle systolique
très doux, tricuspidien.

Rien à signaler du côté des membres ; la peau est un peu sèche. Diarrhée jaune, quatre à cinq selles par jour.

Urine 850 grammes. Nuage d'albumine.

Les 17, 18, 19 avril. L'état général se maintient ; le ballonnement du ventre s'est accru légèrement ; des taches rosées se sont montrées le 17. La température oscille entre 38°,5 le matin et 40° le soir.

Le 20. Le malade paraît plus abattu ; un examen attentif des organes ne fait rien découvrir. Le soir, il se plaint d'un violent point de côté à gauche. La respiration est devenue plus fréquente, de même que la toux, insignifiante auparavant. On trouve à la percussion du poumon gauche une large zone de submatité occupant le tiers inférieur de l'organe.

A l'auscultation, affaiblissement du murmure vésiculaire, et en quelques points sur la ligne axillaire des râles crépitants fins à l'inspiration ; dans le reste du poumon, respiration un peu rude, râles sibilants et sous-crépitants bien plus nombreux que la veille.

Le 21. Les signes d'une hépatisation du lobe inférieur gauche sont manifestes ; matité, souffle bronchique, râles crépitants fins, surtout nombreux au niveau de la limite supérieure de matité ; dyspnée intense, le malade se plaint vivement de son côté. A la base du côté opposé on trouve un peu de diminution du son et des râles sous-crépitants moyens en abondance. — La langue est devenue sèche, la soif ardente. Vers le soir survient du subdelirium. Le malade est adynamique. Température : 40°, 40°,6. M. Rigal insiste sur la gravité du pronostic ; discutant les signes stéthoscopiques et considérant la rapidité du développement de cette complication, il préfère se rattacher à l'idée d'une pneumonie plutôt qu'à celle d'une broncho-pneumonie confluente.

Le 23. Le malade a déliré toute la nuit. Au matin, il est absolument affaissé ; la respiration est très fréquente ; souffle tubaire dans la moitié du poumon gauche ; à droite et en bas, souffle bronchique avec couronnes de râles sous-crépitants fins. Au soir, dyspnée extrême, battement des narines, état subasphyxique. Température : 40°,2, 40°,4.

Le malade meurt dans la nuit.

AUTOPSIE. — Faite 15 heures après la mort.

A l'ouverture de l'abdomen, pas d'épanchement, aucune trace de péritonite. Le foie déborde d'un travers de doigt le rebord des fausses côtes. L'intestin est congestionné, distendu par les gaz. Les ganglions mésentériques sont tuméfiés, violacés. L'iléon offre les lésions classiques de la fièvre typhoïde: les plaques supérieures sont injectées, gonflées, molles ; les inférieures ulcérées, recouvertes de petites eschares jaunes par places. Le duodénum était très fortement congestionné, ainsi que le gros intestin, qui offre les lésions bien connues de la psorentérie. La rate est grosse, molle et diffluente ; le foie offre une teinte rouge-jaunâtre uniforme, sa consistance est faible ; les reins sont injectés dans leurs pyramides ; la substance blanche est un peu opaque.

Le cœur est gros, flasque, étalé ; le myocarde pâle uniformément ; point d'endocardite ni de péricardite. Le cerveau est sain. Le poumon droit est volumineux, très congestionné ; vers le bord postérieur du lobe inférieur on sent un noyau dur, gros comme un œuf de poule. Il est formé à la coupe par la confluence d'une vingtaine de lobules hépatisés. Ces lobules broncho-pneumoniques sont gris-rouge, un peu granuleux, sans nodules péribronchiques bien nets ; ils sont plongés au milieu d'un parenchyme rouge foncé, qui laisse échapper en abondance une sérosité rouge et spumeuse.

Le poumon gauche est congestionné dans sa moitié supérieure ; sa moitié inférieure est formée d'un bloc tendu, dur, marbré de gris et de noir ; la surface pleurale est recouverte de fausses membranes fibrineuses. A la coupe on trouve une pneumonie typique, en hépatisation rouge ; surface gris-rougeâtre, uniforme, granuleuse ; une masse friable et compacte.

Les bronches sont très fortement injectées ; les ganglions

du hile tuméfiés, blanc-rose. Il n'y avait pas de liquide dans les plèvres.

Examen histologique. — Des fragments de la pneumonie et de la broncho-pneumonie ont été placés d'abord 24 heures dans le liquide de Muller, puis on les a fait dégorger pendant deux heures dans de l'eau ; on les a portés ensuite dans une solution peu épaisse de gomme et enfin dans l'alcool.

Pneumonie. — Les alvéoles sont absolument remplis par un exsudat très riche en fibrine ; les fibrilles, qui à leur point d'intersection forment parfois de véritables plaques, enveloppent dans leurs mailles des cellules lymphatiques en grand nombre, quantités de globules sanguins, et quelques grandes cellules épithéliales tuméfiées, remarquables par la grosseur et la vive coloration de leur noyau par le carmin.

Les travées ne sont guère épaissies ; les vaisseaux capillaires sont bourrés de globules sanguins ; les lymphatiques distendus par d'innombrables leucocytes ; il n'y a point de ces grandes cellules migratrices qui apparaissent sur le tard et qui sont considérées actuellement comme prenant une part active à la résorption de l'exsudat. En somme, aspect classique de la pneumonie franche en hépatisation rouge.

Broncho-pneumonie. — Aspect uniforme ; peu d'épaississement des travées ; vaisseaux et capillaires remplis de sang ; fibrine presque aussi abondante que dans la pneumonie ; tuméfaction et chute de quelques cellules de l'épithélium ; leucocytes nombreux, pas très gros, peu granuleux, à noyau mal coloré ; abondance considérable des globules sanguins dans l'exsudat. Même lésion dans les alvéoles périphériques du lobule ; peu d'épaississement du tissu conjonctif autour de la bronchiole : l'épithélium de celle-ci est en place ; il est épaissi par prolifération des couches profondes. Ce qui frappe, c'est la grande analogie qui existe entre ce noyau broncho-pneumonique et la pneumonie.

Examen bactériologique.

Ici, comme dans un certain nombre de nos observations de fièvre typhoïde, nous avons examiné simultanément la rate et les lésions pulmonaires. Certes, dans tous nos cas, le diagnostic n'était pas douteux d'après le seul aspect macroscopique de l'intestin, mais nous avons ainsi l'avantage d'avoir des cultures parallèles du bacille d'Eberth, développées à la même température, sur le même milieu.

Rate. — On fait d'abord des lamelles sèches avec le raclage de la rate. La rate a été extraite avec précaution pour ne point la déchirer, sa surface lavée à l'eau bouillie, ouverte avec un couteau flambé et encore brûlant ; la section a été achevée avec un couteau stérilisé. — Les lamelles sèches ont été colorées par le violet de méthyle 6 B ou par le violet de gentiane, en solution d'Ehrlich ; elles ont été ensuite lavées dans de l'eau distillée et examinées dans l'eau, puis passées rapidement dans l'alcool absolu, ensuite dans l'eau, séchées, éclaircies à l'essence de girofle et montées dans le baume au xylol.

Nous nous sommes servi du grand modèle de Verick, des objectifs 10 et 12 à immersion homogène et des oculaires 1 et 3.

Sur les lamelles sèches venant de la rate, nous voyons une quantité assez considérable de bactéries, paraissant appartenir toutes à la même espèce. Petites, minces, trois ou quatre fois aussi longues que larges, elles sont droites, uniformément colorées, à extrémités très peu arrondies. Elles ont tout à fait l'aspect du bacille d'Eberth et de Gaffky. Un examen attentif ne fait découvrir aucun autre micro-organisme.

Trois tubes sont inoculés par piqûre avec la pulpe splénique, deux de gélatine et un d'agar.

Ce dernier offre une culture très nette au bout de vingt-quatre heures ; les deux tubes de gélatine, au bout de deux jours. Une série de trois plaques de gélatine est faite avec

l'un des tubes. Disons, sans entrer ici dans le détail, que les colonies obtenues montrent le bacille typhique pur; plus tard,
quand nous retrouverons ce bacille dans le poumon, nous
reviendrons sur ses caractères; remarquons seulement que,
chez notre sujet, la rate ne contenait que le bacille typhique :
on n'y rencontrait aucun autre micro-organisme.

Examen du poumon hépatisé.

Lamelles sèches. — On reconnaît au premier coup d'œil la
présence de micro-organismes différents.

Les plus nombreux sont des diplococci effilés, formés de
deux cocci ovoïdes, se touchant par leurs extrémités. Ces cocci
sont uniformément colorés ; quelques-uns sont isolés. Ils ont la
dimension du pneumocoque, et un certain nombre d'entre eux
paraissent enveloppés d'une capsule. Nous faisons alors deux
lamelles d'après le procédé de Fränkel et nous obtenons des
capsules aussi nettes que possible.

On observe encore des cocci assez nombreux, mais ronds,
plus gros, plus fortement colorés, presque tous isolés.

Enfin de grosses bactéries, assez courtes, articulées, homogènes, bien colorées, à extrémités arrondies, en tout semblables
à la bactérie que nous avons décrite sous le nom de *Bactérie
de putréfaction* δ. Il y en a très peu dans les préparations. Il
nous est impossible de découvrir un bacille ressemblant au
bacille typhique.

On ensemence avec la matière recueillie au fil de platine en
pleine hépatisation deux tubes de gélatine et deux tubes d'agar.
Ceux de gélatine sont à une température de 15° à 20° ; ceux
d'agar à 37°.

Tubes de gélatine. — Au bout de 24 heures, tête toute petite,
mince, demi-transparente, grosse comme une grosse tête d'é-
pingle. Tige visible sous la forme d'une traînée grise très faible.

48 heures. La tête mesure 3 millimètres environ de largeur,

largeur, elle s'est un peu épaissie ; la tige est restée la même.

3ᵉ jour. La gélatine se déprime en cupule, et se liquéfie très légèrement.

5ᵉ jour. La liquéfaction marche lentement ; la tête, déprimée en entonnoir, ne s'étend guère par ses bords, comme si la liquéfaction était venue troubler la culture. La tige reste assez mince, blanchâtre, granuleuse ; sa partie supérieure se liquéfie aussi légèrement et se continue avec l'entonnoir.

Cette culture, examinée sur lamelles sèches et sur lamelle creuse, montre deux espèces de micro-organismes :

1° Les plus nombreux, de magnifiques cocci, groupés irrégulièrement bien colorés, absolument arrondis de 1μ à 1μ,5.

2° Quelques cocci ovoïdes, de 0μ,6 à 0μ,8 presque tous isolés, quelques-uns en diplococci.

Tubes d'agar. — Culture déjà très nette en 24 heures ; le deuxième jour, tête plate, presque régulièrement arrondie mesurant 4 mill. environ, blanc-grisâtre, d'aspect humide et luisant. Tige épaisse de 1 mill., blanche, dentelée sur les bords.

3ᵉ et 4ᵉ jour. La tête s'étend rapidement et gagne les bords du tube au 5ᵉ jour.

L'examen microscopique de ces cultures sur agar, fait au 3ᵉ jour, montre les deux mêmes espèces de microbes. Mais les cocci ovoïdes sont beaucoup plus nombreux, et de plus ils sont presque tous groupés en diplococci ; un nombre assez grand se groupent même par trois et par quatre. Ces cocci ovoïdes n'ont pas de capsules.

Deux séries de trois plaques de gélatine sont faites avec du matériel pris le 3ᵉ jour dans les tubes d'agar.

Au bout de 2 jours, on rejette les deux plaques n° 1, qui montrent trop de colonies.

A ce moment les plaques nᵒˢ 2 et 3 offrent dans l'épaisseur de la gélatine de petites gouttelettes blanches, opaques, qui à un grossissement de 40 diamètres se montrent comme des taches arrondies, uniformément et finement granuleuses, plus épaisses et plus sombres à leur centre.

Au 3ᵉ jour, ces petites colonies blanches avaient sensiblement augmenté ; la gélatine commence à se liquéfier légèrement à leur périphérie ; elles se montrent alors formées de deux
zones concentriques : l'une centrale, blanche, épaisse, opaque ;
l'autre, plus mince, est légèrement grise.

Une parcelle recueillie au fil de platine et examinée directement dans le violet de méthyle d'Ehrlich, procédé décrit par
Cornil et Babès, à coup sûr le meilleur et le plus simple, est
vue formée de beaux cocci arrondis, les mêmes que nous avons
examinés plus haut.

Deux tubes de gélatine sont ensemencés en même temps par
piqûre. Au 2ᵉ jour, tête blanche, opaque, arrondie, plate, humide
et un peu glacée ; une tige de 1 millim. environ d'épaisseur,
blanche et très régulière.

Au 3ᵉ jour, la gélatine se liquéfie au-dessous de la tête et elle
se creuse en entonnoir.

Au 4ᵉ jour, la liquéfaction a marché rapidement et a pris un
aspect trouble ; au fond de la cupule, qui atteint déjà les parois
du tube, est un semis granuleux blanchâtre. Les jours suivants
la cupule s'approfondit.

L'examen microscopique donne encore une fois de beaux
cocci, disposés sans ordre. Formes, dimensions, aspect des
cultures en plaques et en tube doivent nous faire admettre que
c'est là le *Staphylococcus albus*.

En même temps que se développaient, et assez rapidement,
sur les plaques ces colonies lenticulaires, blanches, opaques,
liquéfiant la gélatine, d'autres points plus fins, plus gris et plus
transparents apparaissaient dans la gélatine. A un grossissement de 40 diamètres, ils sont arrondis et parfaitement homogènes. Les jours suivants ils ne grossissent que très lentement
et au 6ᵉ jour ils avaient à peine deux tiers de millimètre de
diamètre.

Examinés dans le violet de méthyle, ils se montrent formés
uniquement de cocci ovoïdes, presque tous isolés ; quelques-
uns sont revêtus d'une capsule.

On ensemence avec ces petites colonies un tube de gélatine et deux tubes d'agar, ceux-ci maintenus à 37°.

Sur le tube de gélatine on n'observe aucune trace de culture. L'accroissement est très net sur l'agar.

1er jour. Tige nette, tête lenticulaire, grise, humide, brillante.

3e jour. Tige large de 1 millim., grise, opaque, irrégulièrement frangée sur les bords ; tête plate, large de 4 millim., arrondie à bord un peu irrégulier ; couleur grise, aspect humide, satiné.

6e jour. Tête un peu plus épaisse ; elle reste plate et à partir de ce jour la culture subit une sorte d'arrêt. Elle s'accroît néanmoins, mais beaucoup plus lentement, et finit cependant par gagner les bords du tube ; quelquefois elle s'arrête complètement, se fonce et se dessèche.

A l'examen microscopique on voit de beaux cocci ovoïdes ; un très grand nombre sont groupés par deux ou par trois ; ils n'ont point de capsule.

Étant donnés tous ces caractères, ce coccus ovoïde n'est autre que le pneumocoque.

Examen bactériologique de la broncho-pneumonie.

Lamelles sèches de raclage. On distingue deux éléments :

1° Des *diplococci ovoïdes*, très beaux, avec capsule.

2° Des *cocci arrondis*, petits, ayant de $0\mu,4$ à $0\mu,6$; se colorant bien, homogènes ; ils ne se disposent pas en diplocoques.

Les tubes de gélatine et d'agar cultivent : en tube de gélatine la culture est maigre, arrondie, plate, et prend vers le 4e jour un aspect jaunâtre ; en tube d'agar la culture, bien plus vigoureuse, est assez épaisse, grise, à bords irréguliers, à tige bien développée.

Sur les plaques se développent deux sortes de colonies. Les unes, que nous venons de rencontrer plus haut, appartiennent au pneumocoque. Les autres ont un développement assez

lent aussi ; au 4ᵉ jour elles n'ont guère qu'un millimètre de diamètre. Blanches d'abord, elles prennent une coloration jaune
pâle. Vues à un grossissement de 40 diamètres, elles sont un
peu foncées au centre, granuleuses finement ; à leur périphérie
elles semblent pousser comme une foule de petits prolongements villeux, polypiformes. Elles ne liquéfient pas la gélatine.

Ensemencées dans la gélatine en tube, ces colonies nous
donnent une culture assez maigre, en forme de clou, ne liquéfiant pas la gélatine. Cette dernière culture donne à l'examen
microscopique une seule espèce de micrococques de 0μ,2 à 0μ,3
arrondis, bien colorés, groupés irrégulièrement.

Ce *coque jaune* nous paraît être le même que celui que Senger a trouvé plusieurs fois dans la pneumonie ; nous-même
allons le retrouver plusieurs fois ; son activité pathogène serait
nulle d'après cet auteur.

Cette observation, dont nous regrettons la longueur,
est à coup sûr pleine d'intérêt. Voici un typhique qui
meurt de complications pulmonaires ; or on pourrait
croire à priori, on croyait autrefois qu'il fallait dans un
cas semblable incriminer le poison typhique. Il n'en a rien
été : une pneumonie franche, indépendante du bacille
typhique et fonction du pneumocoque, est venue se greffer sur la maladie primitive et, chose non moins intéressante, la broncho-pneumonie elle-même qui s'est produite dans le poumon opposé était causée par le pneumocoque. C'est là un type d'infection secondaire.

A propos de cette broncho-pneumonie due au pneumocoque, nous ferons remarquer dès à présent, et on le
verra plus loin, que ce n'est pas un fait exceptionnel : il a
été signalé déjà par Friedländer lui-même, par Pipping,
par Cornil et Babès. Nous ne pouvons souscrire néan-

moins à l'opinion de M. Massalongo (1), qui dit avoir rencontré presque constamment le pneumocoque dans les broncho-pneumonies ; depuis deux ans nous avons examiné à ce point de vue un grand nombre d'hépatisations lobulaires (rougeole, diphthérie, coqueluche, etc.), et nous avons rarement rencontré le pneumocoque en dehors des broncho-pneumonies qui accompagnent une pneumonie.

En opposition avec le fait précédent, nous donnons immédiatement l'observation suivante, dont nous devons les détails et les pièces à notre collègue Dutil, interne du professeur Peter. Ici la mort est produite par un accident, une péritonite suite de perforation intestinale ; mais elle nous permet de surprendre à ses débuts une lésion pulmonaire déjà considérable par son étendue, et cette fois cette lésion est due au bacille typhique ; les autres micro-organismes semblent jouer un rôle effacé.

OBSERVATION II

Fièvre typhoïde. — Splénisation du poumon due au bacille typhique.

Observation clinique (résumée). — Le nommé X..., âgé de 21 ans, entre le jeudi 20 mai 1887 dans le service du professeur Peter. Il dit être malade depuis le dimanche seulement, avoir eu de grands maux de tête, perdu l'appétit et manqué rapidement de forces.

Bons antécédents de famille ; aucun antécédent personnel.

On est frappé immédiatement par son aspect typhique ; le faciès est hébété, le nez pulvérulent, la langue sèche. Le ven-

(1) MASSALONGO. *Archives de physiologie*, 1885.

tre est ballonné ; il n'y a pas de taches. La rate est grosse ; douleur et gargouillement dans la fosse iliaque droite. Diarrhée abondante ; un peu d'albumine dans l'urine. T. 39°,4 — 40°,1.

Le lendemain même état, mais on remarque de la dyspnée ; l'auscultation du poumon ne fait rien découvrir.

Les 22 et 23 mai, l'état général ne varie guère ; mais la gêne respiratoire s'est encore accrue. On discute un moment, et pour la rejeter, l'hypothèse d'une tuberculose suraiguë. La température oscille vers 40°, sans rémission marquée le matin.

Le malade meurt dans la nuit du samedi au dimanche avec de véritables signes d'asphyxie, mais sans se plaindre de quoi que ce soit en particulier. La percussion et l'auscultation des poumons et du cœur sont restées insuffisantes jusqu'à la fin à expliquer cette dyspnée allant jusqu'à l'asphyxie.

Autopsie. — A l'ouverture de l'abdomen, il s'écoule un liquide jaune, fétide, abondant surtout du côté du petit bassin. Les anses intestinales sont congestionnées, ecchymotiques par places et légèrement adhérentes par dépôts fibrineux. On songe immédiatement à une perforation intestinale ; on la découvre en effet sur l'intestin grêle, à 20 cent. environ de la valvule iléo-cæcale. C'est une perforation grande comme une pièce d'argent de vingt centimes, correspondant à une plaque de Peyer ulcérée.

L'intestin grêle présente de belles lésions des plaques de Peyer, qui sont ulcérées et ont éliminé en grande partie les eschares. Le gros intestin a ses follicules clos tuméfiés. On est surpris de l'intensité et de l'avancement des lésions, étant donné le début assez récent de la dothiénentérie.

Les reins sont normaux de volume et congestionnés. Le foie ne présente rien de remarquable ; la rate est grosse et molle. Le cœur est mou, un peu surchargé de graisse, sans endocardite ni péricardite.

Les poumons sont volumineux, violacés ; aucun exsudat à leur surface.

Ils crépitent dans toute leur étendue. A la coupe, teinte rougeviolacé uniforme, laissant exsuder une grande quantité de sérosité sanglante mêlée de fines bulles d'air. Cependant le lobe inférieur du poumon droit est plus lourd, plus consistant et crépite moins. En raclant la surface à ce niveau, on voit qu'elle tire moins sur le noir, et qu'il y a là comme une sorte de splénisation. Les ganglions bronchiques sont gros et très congestionnés ; les bronches sont aussi fortement injectées.

Le cerveau n'offre rien qu'un peu de congestion de la pie-mère.

EXAMEN HISTOLOGIQUE. — Les travées sont normales ; les vaisseaux et capillaires sont bourrés de globules sanguins. Un certain nombre d'alvéoles sont remplis par un exsudat formé surtout de cellules épithéliales gonflées, polymorphes, à gros noyau fortement coloré, et d'un grand nombre d'hématies et de cellules lymphatiques ; il n'y a pas de filaments fibrineux. Les bronchioles sont un peu épaissies, de même que l'épithélium, qui est resté en place.

Examen bactériologique.

Rate. — Lamelles sèches. — On reconnaît la présence de deux micro-organismes :

1° Des bactéries droites, homogènes, bien colorées par le violet de méthyle, à extrémités un peu arrondies.

2° Des bactéries droites, un peu plus courtes, plus grosses, à extrémités renflées en haltères.

Les tubes de gélatine commencent à se liquéfier dès les premières 24 heures.

Dans le même temps, les deux tubes d'agar à 37°, ensemencés, donnent deux belles cultures à tête large, un peu inégale, à tige blanche bien dessinée.

On fait trois plaques de gélatine avec du matériel provenant d'un des tubes sur agar, au 2° jour.

Des colonies nombreuses, liquéfiant la gélatine, se montrent à la fin du premier jour. L'aspect de ces colonies, et celui des cultures par réensemencement dans la gélatine, nous font reconnaître la bactérie que nous avons décrite plus haut sous le nom de Bactérie β, et qui n'est qu'un bacille de la putréfaction.

Pour arrêter le développement de ces colonies liquéfiées, rapidement envahissantes, nous avons imaginé de les toucher avec une gouttelette de liqueur de Van Swieten, au bout du fil de platine, on peut ainsi sauver des colonies voisines qui se développent lentement. Nous avons vu apparaître au 3e jour d'autres colonies, petites, lenticulaires, homogènes, blanc-grisâtre, minces ; puis il s'est formé quelques sillons rectilignes, pénétrant presque jusqu'à leur centre, qui les partagent en deux ou trois segments inégaux. Le 4e jour, les colonies toujours minces, gris-bleuâtre, un peu plus épaisses sur les bords, offrent quelques stries sinueuses, superficielles, dessinant comme de petites circonvolutions.

L'examen dans la lamelle creuse fait voir des bacilles généralement droits, minces, animés d'un double mouvement d'oscillation rapide et de translation. Nous retrouvons sur la pomme de terre les caractères si nets, sur lesquels ont insisté Chantemesse et Widal, du bacille typhique.

Poumon. — Lamelles sèches, de raclage. Nous sommes frappé de la présence d'une quantité considérable de bacilles droits, minces, trois à quatre fois plus longs que larges et dont un grand nombre offrent vers le milieu un espace clair ; leur aspect seul permet presque d'affirmer le bacille de Gaffky.

Il y a en outre quelques grands bacilles, trois fois au moins plus grands et plus gros que les précédents ; ils sont souvent articulés par deux ou par trois.

Enfin nous notons la présence d'une quantité considérable de cocci.

Les tubes de gélatine et d'agar inoculés cultivent. Nous préparons comme d'habitude des plaques, et comme nous ne rencontrons que des organismes déjà décrits, disons simplement, pour éviter d'inutiles répétitions, que nous trouvons et séparons :

1° Le *bacille typhique*.

2° Le *coccus jaune de Senger*.

3° Le *coccus blanc de Vignal*.

Des lamelles sèches de raclage, pris au niveau du sommet du même poumon, ne nous ont montré aucun bacille ; il y avait par contre des cocci en petit nombre : par leur aspect et leur dimension, ils nous ont paru se rattacher au coccus blanc de Vignal. Toutefois, n'ayant pas fait de cultures, nous ne pouvons affirmer qu'une chose, l'absence de bacilles dans ce point simplement congestionné.

Cette observation diffère complètement de la précédente. Ici nous surprenons une lésion pulmonaire considérable déjà par son étendue, presque silencieuse encore à l'examen stéthoscopique. Un accident, une perforation intestinale, vient interrompre brusquement le processus, qui eût abouti sans doute à une hépatisation véritable. Déjà d'ailleurs les signes fonctionnels prenaient une allure grave: dyspnée intense, antérieure certainement, d'après la clinique, à la perforation de l'intestin.

Or, ici, ce n'est plus le pneumocoque qui entre en jeu, c'est le bacille typhique; nous en avons la preuve dans la présence de l'énorme quantité de ce bacille dans le poumon, présence contrôlée par les cultures. Il n'est accompagné d'ailleurs par aucun microbe pathogène, d'activité redoutable; le coccus jaune et le coccus blanc sont des organismes de présence en quelque sorte, et la lésion pulmonaire doit être certainement attribuée au bacille d'Eberth.

Observation III

Fièvre typhoïde. — Broncho-pneumonie due au bacille typhique ; coexistence d'autres microbes.

Observation clinique (résumée). — Le nommé Lecont, cordonnier, âgé de 19 ans, entre le 18 mai 1887, salle Saint-Ferdinand à l'hôpital Necker. Santé antérieure excellente ; depuis une quinzaine de jours, perte d'appétit, manque d'entrain. Il est réellement malade depuis dix jours. Céphalalgie, nausées ; perte d'appétit complète : depuis quatre jours, à la suite d'une purgation, diarrhée.

A son entrée, stupeur légère, yeux vagues, vertiges ; affaiblissement de l'ouïe, langue un peu sèche. Ventre légèrement développé, quelques taches rosées lenticulaires. Sensibilité des deux fosses iliaques ; la rate est volumineuse.

Le malade tousse beaucoup et expectore des crachats muqueux, blancs, aérés.

L'auscultation du poumon atteste une congestion double et généralisée ; l'abondance des râles et la fréquence de la toux font que l'attention se trouve dès l'abord attirée du côté du poumon.

30 mai. Le malade tousse toujours beaucoup, malgré l'emploi répété des ventouses ; la respiration atteint de 28 à 30 par minute ; à la partie inférieure du poumon droit, on note de la submatité : à l'auscultation elle répond à une large zone d'obscurité respiratoire ; au-dessus, couronne de râles sous-crépitants fins, éclatant surtout au moment de la toux. Température élevée, 39°,2 ; 40°.

1er juin. Dyspnée toujours croissante, allant jusqu'à l'anxiété; l'obscurité respiratoire a fait place à du souffle bronchique : mais à la partie moyenne du poumon gauche se montre également un point submat avec inspiration soufflante.

L'état général s'est beaucoup aggravé ; le malade est absolument prostré, la langue rôtie, la peau sèche et brûlante. Délire la nuit. Urines rares, fortement chargées en albumine.

Le malade meurt le 3 juin au matin ; adynamie profonde, dypsnée, râle trachéal ; température 40°,2.

AUTOPSIE. — Les intestins offrent des lésions aussi nettes que possible ; la plupart des plaques sont ulcérées. Le gros intestin est très malade ; ganglions mésentériques tuméfiés et ramollis. Aucune trace de péritonite. Le foie n'offre rien de particulier à l'œil nu, que son aspect rouge uniforme et fondu. La rate est grosse. Cœur flasque, sans grosse lésion apparente. Cerveau sain.

Il n'y a pas de liquide dans les plèvres. Le poumon droit est gros ; sa moitié inférieure ne s'affaisse point sur la table. Le parenchyme apparaît par transparence rouge foncé, parcouru par des lignes noirâtres qui dessinent incomplètement les lobules.

La moitié supérieure est simplement congestionnée sur la coupe ; l'inférieure est transformée en un gros bloc de broncho-pneumonie lobaire, d'un aspect uniforme, lisse, sans flots péri-bronchiques bien dessinés ; couleur rouge-brun ; aspect de spléno-pneumonie ; sur les bords cependant, on trouve quelques flots qui ont échappé à l'hépatisation et qui, englobés dans la masse, s'en détachent par leur coloration rouge vermeil.

Le poumon gauche est moins atteint, congestionné également sur toute son étendue ; il offre dans sa partie moyenne un flot broncho-pneumonique, ressemblant beaucoup à celui que nous venons de décrire du côté opposé. Les bronches sont remplies d'un muco-pus abondant et très congestionnées.

EXAMEN HISTOLOGIQUE. — Les coupes formées par le poumon droit offrent un aspect uniforme. Les alvéoles sont remplis par un exsudat formé surtout de cellules lymphatiques granuleuses, dont le noyau se colore assez mal, et d'une quantité de globules sanguins sortis des vaisseaux ; il n'y a presque pas de cellules épithélioïdes ; les travées doivent leur épaississement surtout à la réplétion des vaisseaux ; pas de réticulum fibrineux.

Les bronches ne présentent presque pas d'épaississement ni d'infiltration embryonnaire de leur tissu conjonctif ; leur épithélium est resté en place. Les lymphatiques se montrent dans les grands espaces conjonctifs bourrés de cellules lymphatiques.

A gauche, les lésions sont sensiblement les mêmes, un peu moins avancées ; il y a moins de cellules lymphatiques : par contre il semble que l'épithélium ait proliféré davantage ; le rasoir a chassé l'exsudat d'un grand nombre d'alvéoles, parce que celui-ci était sans doute moins dense que dans la broncho-pneumonie droite.

Examen bactériologique.

Rate. — Sur les lamelles sèches on ne distingue qu'une seule sorte de bacilles, qui par leur longueur, leur forme, nous paraissent être très probablement le bacille de Gaffky. Étant données les lésions si caractéristiques de l'intestin, nous ne faisons pas de cultures avec la rate.

Poumons. — Broncho-pneumonie droite. — Sur les lamelles sèches de raclage, on distingue :

1° Un grand nombre de bacilles, de forme et de longueur différentes, en sorte que l'examen histologique simple reste absolument insuffisant.

2° Un grand nombre de cocci, de grosseur assez variable.

Les tubes de gélatine commencent à se liquéfier au bout du 1er jour ; la liquéfaction marche très rapidement ; nous les laissons de côté pour les cultures sur agar à 37°.

Sur l'agar, en 24 heures, tête épaisse, saillante, blanc-grisâtre, assez sèche, bosselée et irrégulière sur les bords ; en trois jours elle gagne les bords du tube.

Nous sommes obligé de faire trois séries de trois plaques de gélatine, pour arriver à séparer les divers micro-organismes, dont un liquéfiait la gélatine et gênait beaucoup.

Après réensemencement dans des tubes de gélatine, nous parvenons à différencier nettement :

1° Le *Bacille typhique*. Sur la gélatine il s'est présenté cette fois sous la forme de petites colonies lenticulaires, assez épaisses et légèrement jaunâtres. Aussi, pour dissiper nos doutes, avons-nous eu recours à la culture sur pomme de terre.

2° Le *Staphyloccocus albus*.

3° Le *Coccus jaune* de Senger.

4° La *Bactérie de putréfaction*, que nous avons décrite sous le nom de *bactérie α*.

3° **Une autre bactérie**, celle-ci **pathogène** et dont l'étude présente un *grand intérêt*. Elle se trouve en effet fréquemment dans les lésions pulmonaires, quelquefois dans la pneumonie comme nous le verrons plus loin, beaucoup plus souvent dans la broncho-pneumonie.

D'après Senger, Fränkel, Netter, c'est cette bactérie qui avait été prise d'abord par Friedländer comme l'organisme pathogène de la pneumonie franche. C'est elle en effet qui donne de belles cultures sur la gélatine à la température ordinaire sans la liquéfier, et qui affecte la forme de clou à tête saillante et arrondie.

C'est elle que Weichselbaum décrit sous le nom de *Bacillus pneumoniæ*.

Pour nous elle nous paraît être un des facteurs les plus actifs et les plus fréquents de la broncho-pneumonie ; nous l'avons rencontrée plusieurs fois dans la broncho-pneumonie tardive au cours de la diphthérie et de la coqueluche ; aussi serait-elle nommée suivant nous à beaucoup plus juste titre *Bacillus broncho-pneumoniæ*. Pipping (1) l'a rencontrée aussi plusieurs fois dans la broncho-pneumonie.

Ce bacille est assez variable comme formes et comme dimensions : tantôt court et à extrémités nettement arrondies, il est un peu plus large que le bacille typhique et mesure environ 2 à 3 µ de longueur ; tantôt il s'allonge et devient sinueux, au point d'atteindre jusqu'à 7 et 8 µ dans les cultures ; il n'est

____

(1) Pipping. In *Fortschritte der Medicin*, 1886.

jamais formé d'articles ; toujours fortement et uniformément coloré. Il est quelquefois, comme le font remarquer Senger et Weichselbaum, entouré d'une capsule ; celle-ci n'a jamais la netteté et surtout la largeur de la capsule du pneumocoque.

Les préparations de ce bacille faites avec des cultures venant des plaques, et qui nous ont paru pures, montrent toujours des coques assez nombreux. Les uns, très petits, prennent mal la couleur ; les autres, plus gros, sont bien colorés ; entre eux d'ailleurs tous les intermédiaires. Les très petits, non colorés, semblent souvent fixés à l'une des extrémités d'un bacille, dont ils se distinguent nettement par leur réfringence. Aussi sommes-nous amené à les considérer comme des spores.

Inoculé au fil de platine dans un tube de gélatine-peptone, ce bacille donne en 24 heures une petite tête arrondie, blanche, un peu saillante, une tige blanche déjà opaque et très nette.

Au 3ᵉ jour, la tête, bien circulaire, fait une saillie légère, de 1 millim. environ ; elle est blanche, très légèrement grisâtre. La gélatine n'est point liquéfiée.

Au 5ᵉ jour, la tête faisant une saillie de 1 à 2 millim. devient un peu irrégulière et bosselée. A partir de ce jour la culture ne croît plus en épaisseur, mais elle s'étale, gagne les bords du tube, s'épaissit encore un peu, devient grisâtre et se fronce. La gélatine n'est pas liquéfiée.

Ensemencée en tube d'agar maintenu à 37°, la culture est plus vigoureuse encore. Elle présente tout à fait le même aspect que sur la gélatine, avec cette différence que la tête est plus saillante et plus grisâtre.

Sur les plaques de gélatine on voit au bout de 24 heures déjà de tout petits points blancs ; en 48 heures ils ont atteint 2 millimètres de large, sont blanc-grisâtre, opaques, bien arrondis. Le 4ᵉ jour la tête s'épaissit, fait une légère saillie, mais moindre que dans les tubes. La circonférence n'est plus tout à fait circulaire : elle présente quelques légers enfoncements. La culture continue ainsi à s'accroître : sa surface devient un peu irrégulière, visqueuse et perd son aspect homogène.

On voit donc combien multipliés sont les organismes de cette broncho-pneumonie. Actuellement nous ne connaissons, pour évaluer leur quantité proportionnelle, qu'un moyen un peu grossier : c'est l'examen attentif et répété des lamelles sèches ; or, dans ce cas particulier, le bacille typhique paraît de beaucoup être l'organisme le plus nombreux.

EXAMEN DE LA BRONCHO-PNEUMONIE GAUCHE. — Les résultats sont absolument les mêmes que pour la broncho-pneumonie précédente ; ici encore le bacille d'Eberth et de Gaffky est l'organisme prédominant ; puis on différencie le *Staphylococcus albus* ; le *Bacterium broncho-pneumoniæ* et le Coccus jaune de Senger.

Au point de vue bactériologique, l'observation précédente est très complexe ; nous y trouvons associés en effet trois microbes dont l'activité pathogène est considérable et qui chacun suffisent à créer des lésions pulmonaires profondes. Cependant, en raison de l'abondance du bacille typhique, bien supérieure à celle des autres, nous sommes amené à penser que c'est celui-ci qui a joué le rôle principal.

Les caractères de cette broncho-pneumonie sont assez spéciaux ; nous l'appellerions volontiers lymphatico-hémorrhagique, pour employer une expression correspondante à celles que Thaon (1) a créées très heureusement dans son dernier travail sur les broncho-pneumonies.

(1) THAON. A propos des broncho-pneumonies de l'enfance et de leurs microbes. *Rev. méd.* Paris, 1885.

Absence de fibrine, absence de nodule péribronchique, de même que dans le cas précédent. Ici encore, marche rapide, après un début brusque.

Il n'en est pas de même dans l'observation IV qui va suivre. Ici les accidents pulmonaires ont une allure plus lente, la broncho-pneumonie est toute différente, au double point de vue histologique et bactériologique.

OBSERVATION IV

Fièvre typhoïde. — Broncho-pneumonie causée par le Staphylocoque blanc et le Bacterium broncho-pneumoniæ.

La nommée Delasalle, Henriette, âgée de 27 ans, entre le 27 mars 1887, salle Saint-Anne, à l'hôpital Necker, service de M. Rigal.

Cette femme a de bons antécédents de santé ; cependant, depuis qu'elle est en place chez un marchand de vin, elle dit avoir eu trop à travailler et avoir fait quelques excès de boisson. Elle est malade depuis dix-huit jours, et au dire de ses parents, après avoir perdu l'appétit, eu des maux de tête et quelques vomissements, elle a été obligée de s'aliter. Depuis douze jours environ, elle a des douleurs de ventre, une forte diarrhée ; elle tousse beaucoup et crache depuis un dizaine de jours.

A son entrée elle est dans un état ataxo-adynamique grave. Le faciès est amaigri, stupéfié ; les yeux sont creux et sans expression ; la langue sèche et rôtie, les dents fuligineuses. La malade ne répond que lorsqu'on l'interpelle violemment. Le corps est maigri ; le ventre très ballonné, mais sans taches ; la peau brûlante. La respiration est de 36 par minute, la toux fréquente, l'expectoration muco-purulente.

On trouve à la percussion de la submatité avec résistance au doigt aux deux bases, plus étendue et plus prononcée à droite. Vers les sommets, on entend de gros râles sous-crépitants et sibilants; puis, à droite et à gauche, à mesure que l'on descend, la respiration devient rude, puis soufflante, les râles sous-crépitants se tassent, deviennent plus fins et éclatent aux deux temps, surtout à l'inspiration. En avant et des deux côtés, quelques râles sibilants et sous-crépitants à grosses bulles.

Le cœur a une faible impulsion; le pouls est rapide, petit, dépressible; un prolongement du premier temps s'entend surtout à la pointe.

Le foie n'est pas gros; la malade urine peu; les urines sont fortement albumineuses. Température, 40°,2, 40°,5.

Le 28 mars, état général très mauvais; délire la nuit; le jour somnolence, carphologie; la dyspnée a encore augmenté. Température, 39°,8; 40°,6.

La malade meurt le 29, à cinq heures du matin.

AUTOPSIE. — Lésions très nettes de fièvre typhoïde; plaques de Peyer très malades, la plupart ulcérées.

Foie rouge-brun, mou, un peu augmenté de volume; rate grosse, diffluente. Reins congestionnés, mous, sans grosse lésion apparente. Cœur flasque, un peu jaunâtre.

Point de pleurésie. Les deux poumons offrent un aspect analogue; leur tiers inférieur est transformé en un bloc solide, mais ce bloc n'est pas homogène; quelques îlots renferment encore de l'air ayant échappé à l'hépatisation, et tranchent par leur aspect plus rosé et plus clair sur le fond rouge-brun de leur masse. Cette masse est d'ailleurs semée de petites taches jaunes, grisâtres, irrégulières, mais grossièrement arrondies; en y regardant de près, on voit que ce sont des nodules péribronchiques qui se détachent sur le fond du lobule, couleur chair brune. En comprimant le parenchyme on fait sourdre de la plupart des bronchioles une gouttelette de liquide purulent. Ces lésions sont à peu près les mêmes des deux côtés; à gauche cependant les nodules péribronchiques sont moins marqués.

Examen histologique. — A un faible grossissement on observe la disposition broncho-pneumonique la plus nette. Les bronches sont épaissies, leurs parois infiltrées de cellules embryonnaires arrondies ; l'épithélium a disparu presque en tous points ; la surface est recouverte d'éléments jeunes ; les faisceaux musculaires sont envahis et en partie dissociés. Tout autour des bronches, les alvéoles sont tassés, aplatis, comme fondus après effraction de leurs parois ; ils sont remplis de magma cellulaire, qui paraît surtout formé de cellules lymphatiques en voie de désintégration. Plus en dehors, les alvéoles reprennent peu à peu leur forme ; l'exsudat, formé surtout d'éléments lymphathiques et de nombreuses cellules épithéliales, ne laisse découvrir que quelques légers tractus fibrineux. Les grands espaces conjonctifs sont aussi très élargis, du fait des lymphatiques, énormément distendus et bourrés de cellules. La congestion n'est pas très intense et on ne rencontre dans l'exsudat que de rares globules sanguins.

Examen bactériologique.

Sur les lamelles sèches de raclage, et provenant des deux poumons, on trouve les mêmes micro-organismes :

1° Des cocci, de taille variable, tous fortement colorés.

2° Des diplococci, de la même grandeur que les plus gros cocci ; ils n'ont point de capsule, et n'ont d'ailleurs ni la taille ni la forme pneumonique.

3° Des streptococci, très beaux, formés de 4, 5, 6 grains, de grosseur un peu inégale, fortement colorés, et d'une substance qui les relie, bien plus faiblement colorée.

4° Des bactéries fines, longues, homogènes, droites, les plus longues un peu sinueuses, à extrémités taillées carrément ; quelques-unes s'articulant à deux ou à trois.

A l'aide des cultures en tubes et sur plaques, nous séparons les micro-organismes suivants ; nous les avons déjà rencontrés, sauf un seul, sur lequel nous insisterons :

1° Le *Staphylococcus pyogenes aureus*,

2° Le *Coccus jaune* de Senger.

3° La *Bactérie de putréfaction* que nous avons décrite sous le nom de bactérie α.

4° **Un streptococcus**, que nous rencontrons pour la **première fois**, mais que nous retrouverons souvent dans la pneumonie.

Très analogue au streptocoque pyogène de Rosenbach, il a déjà été rencontré maintes fois dans les poumons : entre autres par Weichselbaum, Jaccoud, Cornil, Netter et Ménétrier.

Sur les plaques il se développe lentement sous forme de petits points arrondis, blancs, opaques, qui apparaissent à la fin du deuxième jour. Les colonies n'ont que 3 ou 4 mill. de diamètre au sixième jour : elles sont alors blanches, opaques, porcelainées, arrondies et un peu irrégulières sur les bords. A ce moment le bord paraît se retrousser légèrement, la surface devient un peu mamelonnée, et la culture ne se développe plus qu'avec une lenteur extrême. La surface prend un aspect terne, les bords ont une couleur sale. Cependant nous n'avons pas toujours observé cet aspect, et peut-être cet arrêt de développement tient-il à ce que l'atmosphère où étaient les plaques provenant de ce malade, n'est pas restée suffisamment saturée d'humidité.

Dans la plupart des cas, en effet, où nous avons rencontré ce streptococcus ; le développement s'est fait plus vite, et vers le quatrième ou cinquième jour la colonne granuleuse au centre poussait par sa circonférence une quantité de prolongements entortillés, qui devenaient comme le centre de colonies-filles, bientôt absorbées d'ailleurs.

Dans les tubes de gélatine la culture se fait bien à la température ordinaire ; elle ne liquéfie pas la gélatine ; blanche, opaque, porcelainée, elle s'entoure au bout du cinquième jour d'une sorte de couronne de prolongement, irrégulière d'ailleurs, bien plus difficile à voir que sur les plaques.

Au microscope, ces colonies se montrent formées de chaînettes de 6, 8 grains et plus ; mais dans les cultures ces grains sont presque tous égaux en grosseur, la substance unissante est moins visible, les chaînettes plus longues que celles que l'on rencontre dans le poumon ; de plus on rencontre aussi un grand nombre de cocci isolés.

L'activité pathogène de ce micro-organisme ne paraît pas douteuse ; Weichselbaum l'a injecté aux animaux avec succès ; nous l'avons rencontré souvent, et dans ces cas il y avait toujours suppuration du poumon, aussi bien dans la broncho-pneumonie que dans la pneumonie. Pour le dire tout de suite, nous pensons que c'est un organisme pyogène par excellence et qu'une fois greffé sur un poumon, il transforme un processus purement inflammatoire en un processus inflammatoire suppuratif.

Il est certain que, au point de vue clinique, les complications pulmonaires de notre malade IV diffèrent peu de ce qu'elles ont été chez le III et chez le II ; leur évolution a été plus longue voilà tout. Mais déjà l'aspect microscopique et l'examen histologique révèlent de grandes différences : ici c'est une broncho-pneumonie à tendance suppurative, à noyau péribronchique évident ; là c'est une sorte de spléno-pneumonie, lymphatico-hémorrhagique, sans trace de suppuration, sans nodule central, lésion diffuse, uniforme, étendue, sans individualisation du lobule : c'est presque, si l'on peut ainsi parler, de la fausse broncho-pneumonie.

Or dans les unes le bacille typhique existe en abondance et paraît le principal facteur de la lésion ; dans l'observation IV, il est absent au contraire, mais c'est le Staphylococcus aureus, c'est surtout le Streptococcus pneumoniæ que l'on rencontre. Il n'est pas jusqu'à la marche de l'infection que l'on ne puisse déduire de la topographie des lésions pulmonaires : là où la bronche suppure, où les alvéoles adjacents sont le plus malades, où le processus va en diminuant à mesure qu'on s'éloigne de la bronche axile, n'est-il pas infiniment probable que les micro-organismes sont venus par les bronches et ont envahi excentriquement le lobule, tandis que là où le bacille typhique est en jeu, la diffusion, l'uniformité de la lésion semblent montrer que l'infection a débuté par de nombreux points à la fois et a été apportée peut-être par le sang ?

Les observations qui suivent sont analogues à la précédente.

OBSERVATION V

Fièvre typhoïde. — Broncho-pneumonie due au Staphylocoque blanc et au Bacterium broncho-pneumoniæ.

La nommée Branger, Pauline, âgée de 32 ans, entre le 4 mai 1887, à l'hôpital Necker. Bons antécédents personnels, a encore ses père et mère en bonne santé. Malade depuis douze jours environ ; maux de tête, étourdissements, épistaxis dans les premiers jours, puis douleurs abdominales violentes, diarrhée ; elle est alitée depuis sept jours.

A son entrée elle paraît gravement atteinte ; ventre ballonné, taches rosées assez nombreuses ; douleur très vive à la pression dans la fosse iliaque droite ; rate volumineuse ; foie débordant de deux travers de doigt le rebord des fausses côtes. Respirations assez fréquentes, faciès hébété ; langue sèche et tremblante.

L'examen du thorax fait reconnaître à gauche, en arrière vers la base du poumon, un foyer broncho-pneumonique assez étendu, caractérisé par de la submatité, par du souffle bronchique et des râles sous-crépitants assez fins. Les bruits du cœur sont faibles et comme éloignés ; à la pointe, léger souffle systolique, tricuspidien. Urines colorées, péu abondantes, sans albumine. Diarrhée, sept à huit selles dans les vingt-quatre heures. Température, 39°,2, 39°,8.

Le 6 mai. La broncho-pneumonie s'étend malgré les ventouses sèches ; vers le soir, subdelirium ; sommeil très agité. Toux fréquente.

7 mai. Délire violent, agitation incessante, carphologie, soubresauts des tendons ; la malade est calmée un peu par l'administration d'un bain froid. Vers dix heures du soir, elle meurt en quelques instants, sans doute par syncope.

AUTOPSIE. — Dans l'intestin, lésions profondes et étendues des plaques de Peyer. Pas de péritonite. Rate volumineuse ; pas de lésions notables à l'œil nu ni du foie ni des reins. Le cœur est dilaté, très flasque ; le myocarde a une couleur jaunâtre et paraît profondément altéré.

Les poumons sont injectés ; à la base du poumon gauche, on sent plusieurs noyaux disséminés, et surtout deux gros noyaux broncho-pneumoniques confluents. A la coupe, hépatisation lobulaire, nodules péribronchiques très nets, gris-jaunâtre ; les petites bronches sont remplies de muco-pus. Le poumon droit offre dans sa partie inférieure une congestion hypostastique intense, rouge lie de vin, mais molle, diffuse, sans lésion circonscrite.

Le cerveau ne présente pas de lésion à signaler.

EXAMEN HISTOLOGIQUE. — Lésions typiques de bronchopneumonie ; presque absolument semblables à celles de l'observation précédente, avec cette différence qu'il y a un réticulum fibrineux assez net, une grande abondance des cellules lymphatiques.

Examen bactériologique.

Lamelles sèches de raclage. On distingue :

1° Des *cocci* presque tous gros et bien colorés ; des *diplococci* de même taille et qui appartiennent sans doute aux précédents ;

2° Des *bactéries* de deux espèces : les unes grosses, articulées, à extrémités arrondies, fortement et uniformément colorées ; les autres plus fines, droites à extrémités arrondies, de longueur d'ailleurs assez variable.

A l'aide des cultures sur plaques et en tube, nous séparons le *Staphylococcus albus* et le *Bacterium pneumoniæ* de Weichselbaum, qui serait mieux nommé, suivant nous, *Bacterium broncho-pneumoniæ*.

Nous n'avons pu retrouver le gros bacille que nous avions vu sur nos lamelles sèches.

Voilà donc encore un fait où nous trouvons le bacille de Gaffky absent de la lésion pulmonaire. Lobulaire typique avec tendance à la suppuration, elle semble devoir ces caractères à la présence de deux micro-organismes que nous avons plusieurs fois déjà rencontrés et qui sont pour nous les deux facteurs les plus communs de la broncho-pneumonie.

L'observation suivante rentre dans le même ordre de faits ; il lui manque le contrôle des cultures.

OBSERVATION VI

Fièvre typhoïde. — *Broncho-pneumonie indépendante du bacille typhique.*

La nommée Fantin, Gabrielle, âgée de 14 ans, entre le 7 novembre dans le service de M. d'Heilly. On l'amène à l'hôpital dans un état très grave ; au dire de ses parents, elle est soignée chez elle depuis quinze jours pour une fièvre typhoïde. A son entrée elle est dans demi-coma, qui fait place le soir à un véritable délire, avec agitation et cris incessants. La peau est sèche, le faciès amaigri, les yeux excavés, la langue sèche ; taches rosées nombreuses.

Diarrhée abondante, que la malade ne peut retenir. Eschare au sacrum. Toux fréquente sans expectoration ; à la base du poumon droit, submatité, respiration soufflante, râles muqueux abondants. Pouls très rapide, très faible ; rien au cœur.

La malade meurt le lendemain soir.

Autopsie. — L'intestin grêle présente les lésions les plus nettes de la dothiénentérie ; le gros intestin porte lui-même de nombreux follicules ulcérés. Le cœur n'offre aucune lésion notable, ni le foie, ni les reins.

Les poumons sont rouges, volumineux; à la base du poumon droit, foyer de broncho-pneumonie pseudo-lobaire, avec îlots péribronchiques grisâtres très nets.

Examen bactériologique.

Il n'a pas été fait de cultures ; l'examen des lamelles sèches, que nous avons conservées et revues à plusieurs reprises, fait reconnaître :

1º Des *cocci*, de grosseur variable et sur lesquels il est impossible de se prononcer.

2º Des *streptocoques*, très beaux, formés de 4 à 6 grains, inégaux, fortement colorés, et d'une substance unissante beaucoup plus claire ; ils sont absolument semblables à ceux que nous avons rencontrés précédemment.

3º Des *bactéries*, fines, longues, souvent articulées deux à deux ; à coup sûr différentes du bacille typhique.

Observation VII (très résumée)

La nommée X..., 23 ans, domestique, entre le 2 septembre 1887 à la crèche de la salle Sainte-Anne, hôpital Necker, service de M. Rigal, suppléé par M. Josias.

Elle se plaint de courbature, de perte d'appétit, d'insomnie. On hésite d'abord entre l'embarras gastrique et la fièvre continue ; ce dernier diagnostic se confirme bientôt par la fièvre, la diarrhée, les taches rosées ; puis, au bout de quelques jours, la malade se refuse à prendre quoi que ce soit et tombe dans une adynamie profonde.

Elle se met à tousser vers le 20 septembre, et l'on voit se développer une broncho-pneumonie massive, occupant toute la base du poumon gauche. Elle meurt le 2 novembre.

On constate l'existence de nombreuses plaques de Peyer, ulcérées, mais complètement détergées et en voie de séparation.

L'examen bactériologique de la broncho-pneumonie fait découvrir l'existence de deux coques :

1° Le *Coccus jaune de Senger*.

2° Le *Staphylococcus albus*.

On ne rencontre aucune bactérie.

Dans les trois notes qui suivent les malades ont guéri. Nous avons fait avec les précautions ordinaires des ponctions en plein poumon et ensemencé des tubes de gélatine et d'agar.

Observation VIII

Fièvre typhoïde de moyenne intensité ; congestion pulmonaire double, marquée surtout aux deux bases ; toux, expectoration muqueuse, râles sous-crépitants et sibilants disséminés. Quatre tubes sont ensemencés, deux de gélatine et deux d'agar. Aucune culture ne se développe.

OBSERVATION IX

Fièvre typhoïde au 18ᵉ jour, toux fréquente, un peu de rudesse respiratoire à la base gauche. Quatre tubes, deux de gélatine et deux d'agar, inoculés de la même façon, ne donnent aucune trace de culture.

OBSERVATION X

Fièvre typhoïde assez grave. Stupeur marquée, délire le soir, diarrhée abondante. A la base gauche, submatité, souffle bronchique, râles sous-crépitants fins. Deux ponctions faites en plein foyer et ensemencées donnent les micro-organismes suivants, séparés en plaques :

1° Le *Staphylococcus albus*.

2° Le *Coccus jaune* de Senger.

5° Le *Bacterium broncho-pneumoniæ*; pas de bacille typhique.

Nous venons de terminer l'examen de quatre typhiques, actuellement encore dans le service de M. Rigal.

Les trois premiers n'avaient que de la bronchite légère. Deux fois les ponctions faites vers la base des poumons n'ont rien donné ; une fois nous avons obtenu, à notre étonnement, une culture pure du bacille typhique. Cette malade est actuellement guérie, et n'a présenté à aucun moment de complication pulmonaire. Toutefois nous avons remarqué qu'en la ponctionnant, la seringue s'est remplie très rapidement de sang ; et nous penserions volontiers, malgré la rareté du fait, que le bacille qui a cultivé venait du sang, après lésion d'un petit vaisseau.

Dans le quatrième cas, il s'agissait d'un malade qui vers le troisième septénaire a fait une broncho-pneumonie droite de la base, très étendue : souffle, râle crépitant, matité. Dans les deux ponctions qui lui ont été faites, nous sommes tombé une fois sur un petit épanchement jaune trouble qui avait échappé à l'examen. Les deux ensemencements nous ont donné une même culture de cocci, que nous avons reconnue pour le Staphylococcus albus. Cette broncho-pneumonie s'est résolue dans un espace de huit jours ; le malade peut être considéré aujourd'hui comme guéri.

A n'envisager que le point de vue anatomo-pathologique pur, on est frappé de la diversité, d'ailleurs bien connue, de ces lésions pulmonaires au cours de la fièvre typhoïde. Ici une congestion intense, lobaire, allant presque jusqu'à la splénisation ; là une hépatisation lobaire, massive, énorme ; là encore des broncho-pneumonies, les unes uniformes, lymphatico-hémorrhagiques, les autres fibrino-purulentes, à nodules péribronchiques aussi nets que possible. Telles sont les différences qu'accuse le simple examen histologique, et l'on s'étonne de voir une même cause produire des effets si divers ; l'examen bactériologique nous donne la clef de ces phénomènes.

Et d'abord, un premier point paraît se dégager de nos observations : c'est que la congestion pulmonaire du début, si fréquente dans la dothiénentérie, si importante même comme valeur séméiologique, n'est pas le plus souvent fonction d'un micro-organisme : nos résultats négatifs en font foi. Il ne s'agit là sans doute que d'une hyperhémie active, soit d'origine réflexe, comme il arrive souvent dans les affections intestinales, soit d'origine simplement hyperthermique. Cependant, et par cela même qu'elle est négative, cette donnée aurait besoin de confirmation : les cas observés sont peu nombreux ; d'autre part la pratique des ponctions sur le vivant ne vaut pas les prises que l'on fait sur les pièces que l'on a en main, surtout en l'absence de localisation précise, comme c'est le cas dans les congestions du début.

Un second point nous paraît au contraire nettement établi : c'est que le bacille typhique suffit à lui seul pour produire des lésions et de grosses lésions pulmonaires ; deux de nos observations en témoignent ; nous pouvons y ajouter l'observation de Rendu, celle d'Artaud, les trois faits de Chantemesse et Widal : ces auteurs ne donnent malheureusement aucun détail. Nous ne pouvons bien entendu établir aujourd'hui la proportion de ces lésions avec celles qui sont indépendantes du bacille d'Eberth ; nous pouvons dire toutefois que ces dernières sont les plus fréquentes. Il serait également prématuré d'assigner à ces hépatisations dues au bacille de Gaffky des caractères spéciaux ; il nous semble néanmoins que dans l'espèce la complication débute rapidement vers le commencement du 2e septénaire, qu'elle envahit vite une partie notable du parenchyme et revêt la forme d'une splénisation ou d'une broncho-pneumonie confluente, à forme lymphatico-hémorrhagique. Il n'y a point, en dehors de l'intervention d'autres microbes pathogènes actifs, de nodules péribronchiques nets, pas de tendance à la suppuration : c'est un des caractères du bacille typhique de ne point donner lieu à de la suppuration franche ; les différents auteurs sont d'accord à cet égard ; cependant, tout récemment, Fränkel a soutenu que le bacille typhique peut produire du pus (1).

Au point de vue clinique ces broncho-pneumonies ont une évolution relativement plus rapide que les autres : leur apparition est plus précoce, leur résolution se fait aussi plus vite.

Un troisième point, c'est que dans la majorité des cas les complications pulmonaires sont dues à des microbes autres que le bacille typhique.

Les lésions pulmonaires prennent la forme de broncho-pneumonies confluentes ou disséminées ; elles sont, suivant la variété des agents infectieux, fibrino-hémorrhagiques, fibrino-lymphatiques, suppurées. Elles se montrent plus tardivement que les précédentes, leur développement est moins rapide ; on y rencontre par ordre de fréquence le Staphylocoque blanc, le Bacterium broncho-pneumoniæ, le Coccus jaune, le Streptococcus pneumoniæ. On trouve ordinairement ces microbes associés par deux ou par trois dans une même lésion.

Le développement de ces broncho-pneumonies se fait excentriquement, sans doute parce que les microbes précédents pénètrent par la voie des bronches ; le centre de lésion est la bronche axile, l'intensité du processus décroît à mesure que l'on s'en éloigne. Le nodule péribronchique est comme la signature anatomique de ces infections secondaires. Il semble qu'inversement le bacille typhique aborde le lobule par les capillaires ; de là l'aspect diffus

(1) FRANKEL. *Congrès de médecine interne.* Wiesbaden, 1887.

et uniforme de la lésion. Il y a donc entre ces deux ordres
de complications pulmonaires dans la fièvre continue une
double différence, de nature d'abord, et partant de topographie.

Les deux principaux, les plus actifs, que nous ayons
rencontrés encore l'année dernière dans les broncho-
pneumonies de la diphthérie, de la rougeole, de la coqueluche, sont le Staphylococcus pyogenes albus et le Bacterium pneumoniæ. Ce dernier surtout serait dangereux :
telle est du moins l'opinion de Weichselbaum, qui a fait
des inoculations sur les animaux. Nous avons dû renon-
cer malheureusement à ce contrôle précieux, en raison
d'impossibilités matérielles. Il s'en faut d'ailleurs que
ces injections soient toujours probantes ; il y a lieu de
tenir compte de la différence considérable des milieux, et
surtout de la brutalité des procédés, qui s'éloignent absolument des modes de contagion chez l'homme ; en effet,
le contage pénètre-t-il jamais dans un poumon humain
comme on le fait pénétrer à l'aide des injections en plein
parenchyme, où l'on introduit d'un seul coup et en un
même point un nombre prodigieux de micro-organismes ?

Un dernier point à retenir, c'est qu'un microbe, non
point banal en quelque sorte comme les précédents,
peut entrer dans le poumon. Tels le pneumocoque, tels,
on peut l'affirmer presque à priori, les microbes de l'érysipèle, de la gangrène, etc. Notre observation I en est un
exemple des plus remarquables.

IV

INFECTIONS SECONDAIRES DANS LA PNEUMONIE

Nous passons maintenant à l'étude des infections secondaires dans la pneumonie. Ici encore nous trouvons des formes anatomiques variées, auxquelles correspondent des infections différentes. A la faveur du pneumocoque, d'autres micro-organismes viennent se fixer sur le poumon. Chose digne de remarque, dans toutes nos observations nous avons trouvé, tant par nos examens immédiats que par nos cultures, le pneumocoque de Fränkel et de Talamon, démontrant une fois de plus, s'il en était besoin, que c'est bien là l'organisme spécifique de la pneumonie franche, aiguë, fibrineuse.

Nos observations sont groupées de la manière suivante : En premier lieu, celles où l'infection par le pneumocoque est pure ; le poumon est alors en hépatisation rouge ou en grise non suppurée ; nous admettons en effet comme excellente la distinction faite par notre collègue et ami Ménétrier entre la pneumonie grise non suppurée et la grise suppurée ; on verra en effet combien ces deux formes du processus pneumonique sont différentes. En second lieu, les observations où l'infection pneumonique primitive se complique d'infections secondaires variées. Nous n'avons pu malheureusement examiner de pneumonie disséquante, ni de pneumonie avec gangrène.

OBSERVATION XI

Pneumonie. — Hépatisation rouge, présence du pneumocoque sans autre microbe pathogène.

Le nommé Benoist, Eugène, homme de peine, âgé de 26 ans, entre à l'hôpital Necker le 12 avril 1887, dans le service de M. Rigal. — Il n'a jamais fait de maladie, mais commet depuis deux ou trois ans de fréquents excès alcooliques.

Depuis dix jours déjà il se sent mal à l'aise, a perdu l'appétit, a moins de cœur au travail ; mais hier au soir il est pris d'un frisson violent, puis de mal de tête avec sueurs abondantes.

Il entre dès le lendemain à l'hôpital dans l'état suivant : faciès coloré, yeux brillants, langue tremblante, respiration un peu fréquente, ventre légèrement ballonné ; le foie n'est pas gros, la rate non plus ; gargouillement dans la fosse iliaque droite. Rien à noter du côté des membres.

A l'examen, tous les signes d'une pneumonie droite du sommet ; matité et souffle dans la fosse sous-épineuse ; vers l'angle inférieur de l'omoplate, râles crépitants fins, en bas, obscurité respiratoire. A gauche, respiration légèrement soufflante et quelques râles sous-crépitants à la partie inférieure. Rien du côté du cœur. Urines rares, très colorées, légèrement albumineuse. — T. 39°,6 ; 40°.

14 avril. État général mauvais, délire violent la nuit ; le souffle s'est étendu à toute la moitié supérieure du poumon droit. La respiration est très soufflante à la base gauche. La dyspnée a beaucoup augmenté. La température se maintient vers 40°.

15 avril. Au matin, le malade, qui a été très agité pendant toute la nuit, est dans une prostration extrême. Respiration très fréquente, stertoreuse par moments. Plus de toux, ni d'expectoration ; diarrhée assez abondante qui n'est plus retenue. Mort vers 5 heures du soir.

AUTOPSIE. — A l'ouverture du thorax, pas de liquide dans

les plèvres. Les poumons sont volumineux; le droit est recouvert de fausses membranes fibrineuses; toute sa moitié supérieure est convertie en un bloc pneumonique; la moitié inférieure est simplement congestionnée.

A la coupe, le parenchyme offre une masse compacte, friable, rouge-gris; la surface est uniforme, sans distinction bien nette les lobules, très granuleuse. La moitié inférieure du poumon au contraire crépite et laisse échapper une grande quantité de sérosité mélangée de fines bulles d'air.

Le poumon gauche est fortement injecté, surtout à sa partie inférieure, qui est un peu lourde et crépite mal. Les bronches sont très rouges, les ganglions bronchiques volumineux.

Le cœur n'offre aucune lésion notable. Rien dans le péritoine; les intestins, légèrement congestionnés, n'ont pas d'altérations des plaques de Peyer. La rate n'est pas augmentée de volume. Le foie est graisseux; les reins sont normaux; le cerveau également.

EXAMEN HISTOLOGIQUE. — Travées épaissies, surtout par réplétion des capillaires sanguins, bondés de globules; exsudat dense, très riche en fibrine, formant des mailles épaisses, enveloppant de grosses cellules lymphatiques, à noyau peu coloré. On voit aussi nombre de globules sanguins déformés, peu de cellules épithéliales, grosses, à gros noyau très apparent, adhérentes presque toutes encore aux parois alvéolaires. Les parois bronchiques sont extrêmement vascularisées, épaissies surtout par infiltration de cellules embryonnaires. L'épithélium est en place, mais notablement épaissi par prolifération de ses couches profondes. En somme, pneumonie typique en hépatisation rouge, prise en pleine évolution.

Examen bactériologique.

Sur les lamelles sèches, préparées suivant les procédés précédemment décrits, on distingue:

1º Un très grand nombre de diplococci allongés, formés de

deux cocci ellipsoïdes se touchant à peine par leurs extrémités ; ils sont tous à peu près de la même taille; quelques-uns
sont isolés ; déjà sur des lamelles colorées au violet de méthyle
on observe sur un certain nombre d'entre eux une capsule;
cette capsule devient très belle sur des préparations traitées à
l'acide acétique d'après la méthode de Fränkel.

2° Des cocci, un peu plus gros que les précédents, mais parfaitement arrondis et plus fortement colorés.

3° Des bactéries assez grosses, arrondies un peu aux extrémités, d'apparence homogène, quelques-unes articulées en deux
ou trois segments.

Suivant le procédé de Fränkel, nous nous sommes servi de
plaques d'agar peptonisé, nettement alcalinisé, que nous pla-
cions à une température de 30-32°. Les plaques étaient ensemencées par stries ; nous ne pouvions en effet employer l'ensemencement ordinaire avec la gélatine peptone: le pneumocoque
en effet se développe peu ou point à la température de la
chambre. Nous avons vu plus haut cependant qu'on peut en
obtenir de toutes petites cultures sur gélatine à 18-20°; mais ces
cultures restent punctiformes et de plus, réensemencées en tube
de gélatine, elles ne donnent lieu à aucun développement.

Par la méthode des plaques nous séparons :

1° Le *Pneumocoque*, sur les caractères duquel il nous paraît
inutile de revenir.

2° Le *Coccus jaune* de Senger.

3° La *Bactérie de putréfaction*, très semblable au bacille
typhique, et que nous avons décrite sous le nom de bactérie α.

La précédente observation est surtout intéressante en
ce qu'elle nous a mis entre les mains les pièces d'une
pneumonie au 5ᵉ jour. Comme le démontre l'examen
bactériologique, l'infection est restée presque pure. Nous
avons déjà dit que le coccus jaune ne paraît avoir qu'une
activité pathogène très faible. Nous sommes donc auto-

risé à dire, et par ce cas-ci et par ceux qui suivent, que
la réaction du poumon vis-à-vis du pneumocoque est
la suivante : congestion intense, presque immédiatement
suivie d'une diapédèse sanguine et lymphatique considérable, exsudation fibrineuse abondante, pas de suppuration. Telle est également l'opinion de Netter (1), qui, dans
son remarquable Mémoire sur les méningites à pneumocoque, fait ressortir les qualités de l'exsudat et le différencie nettement des exsudats franchement purulents pro-
duits par d'autres micro-organismes, entre autres par les
streptocoques.

L'observation suivante est encore relative à une pneumonie en hépatisation rouge. A proprement parler, ces
faits ne rentrent pas absolument dans notre sujet, mais
il était essentiel pour nous de montrer que l'infection
pneumonique est et peut rester pure, ce qui nous permet
de les comparer aux pneumonies compliquées d'infections
secondaires.

OBSERVATION XII

*Pneumonie. — Hépatisation rouge, présence du pneumocoque
sans autre microbe pathogène.*

Le nommé X., âgé de 23 ans, brancardier, entre le 11 juin 1887,
à l'hôpital Necker, salle Saint-Ferdinand, dans le service de
M. Rigal. C'est un homme maigre, mais assez robuste ; il n'a
jamais fait de maladie et ne présente aucun antécédent important à signaler ; il aurait fait, au dire de sa femme, de nombreux
excès alcooliques dans ces deux dernières années.

(1) NETTER. *Archives de médecine*, 1887.

Le matin du jour où on l'amène à l'hôpital, il a tenté de se péndre ; on est arrivé à temps pour couper la corde.

A son entrée on est frappé de sa prostration ; il est somnolent, hébété, au point qu'il est presque impossible d'obtenir de lui une réponse. Il se ratatine dans son lit, dit ne souffrir nulle part et demande surtout qu'on le laisse tranquille.

Le faciès est coloré ; le nez pincé, la langue un peu blanche et sèche ; la peau chaude. On ne trouve rien du côté de l'abdomen ; rien non plus du côté du cœur. Il y a un peu de fréquence dans la respiration, pas de toux ; mais on trouve de la submatité et de l'obscurité respiratoire vers la partie moyenne du poumon droit, en arrière, avec un point de rudesse respiratoire sur la ligne axillaire. Le poumon gauche est intact. Endolorissement des membres ; sillon rouge et douloureux au niveau du cou. Pouls à 110. ; T. 37°,8. Pas d'albumine dans l'urine.

Le 12. Même état d'affaissement ; faciès encore plus coloré ; respiration fréquente. Dans toute la partie inférieure et moyenne du poumon droit, matité, respiration rude ; quelques râles crépitants secs, à la pointe de l'omoplate. T. 38°,6-40°. En présence de ces signes, M. Rigal n'hésite plus à affirmer l'existence d'une pneumonie centrale.

Le 13. Au matin, amélioration sensible : le malade est plus éveillé ; il dit qu'il a pris froid, parce qu'après l'avoir dépendu on lui a fait de larges affusions d'eau froide. On entend du souffle bronchique dans les deux tiers inférieurs du poumon droit en arrière, de la respiration soufflante en avant et en bas. Mais à la base gauche on constate pour la première fois de la rudesse respiratoire et des râles sous-crépitants en grand nombre. T. 39°,6-40°,2.

Vers le soir, le malade est pris brusquement d'un violent délire ; il est très agité toute la nuit et meurt le lendemain à 8 heures du matin en quelques minutes.

Autopsie. — A l'ouverture du thorax, point de liquide dans les plèvres. Le poumon droit est gros ; toute sa moitié infé-

rieure est convertie en un bloc solide; à travers la plèvre revê-
tue d'une mince toile de fibrine, on reconnaît les lobules gris-
rougeâtre. A la coupe on voit qu'il s'agit bien d'une pneumonie,
occupant les deux tiers inférieurs du poumon droit; c'est une
hépatisation rouge à gros grains. Le poumon gauche est volumineux aussi, congestionné dans toute sa moitié inférieure;
mais on sent et l'on coupe au bord postérieur un noyau broncho-
pneumonique, uniforme, grisâtre, gros comme une orange. Il
est beaucoup moins foncé, plus granuleux que le reste du lobe
inférieur, lisse, mou, couleur rouge lie de vin uniforme.

Le cœur est sain; le foie gros, stéatosé. La rate a un volume
normal, les reins sont congestionnés; l'intestin et l'estomac
sont sains; il en est de même du cerveau.

EXAMEN HISTOLOGIQUE. — *Partie hépatisée.* — Pneumonie
classique; alvéoles remplis d'un exsudat très riche en filaments fibrineux cloisonnés avec plaques fibrineuses aux points
d'intersection; cellules lymphatiques très nombreuses, un peu
petites, granuleuses; globules sanguins en assez grand nombre.

Partie broncho-pneumonique. — Nodules péribronchiques
bien nets; bronches dilatées, à parois épaissies et infiltrées d'éléments jaunes; épithélium en place; alvéoles péribronchiques
tassés, aplatis, remplis de cellules lymphatiques, peu distincts, en contact immédiat; très peu de globules sanguins,
point de trabécules fibrineuses; plus en dehors les alvéoles
ont conservé leur forme. Les éléments lymphatiques sont beaucoup moins nombreux: par contre les cellules épithélioïdes sont
plus abondantes; les grands espaces conjonctifs sont agrandis
et infiltrés d'éléments embryonnaires. Les vaisseaux sont très
congestionnés à ce niveau; il en est de même de ceux des alvéoles.

Examen bactériologique.

Sur les lamelles sèches de raclage on distingue; pour la pneumonie :

1° Des *diplococci* extrêmement nombreux, très beaux, avec capsules.

2° Des *cocci*, en petit nombre, assez petits, arrondis, bien colorés.

3° Des *bâtonnets*, peu nombreux également, droits, de diamètre sensiblement égal, mais de longueur variant du simple au triple, fortement et uniformément colorés.

Par les cultures en tube et sur plaques, nous séparons les micro-organismes suivants, qui nous sont déjà connus :

1. Le *Pneumocoque*.
2. Le *Coccus jaune* de Senger.
3. Le *Staphylococcus albus*.
4. Le *Bactérium pneumoniæ* de Weichselbaum.

Pour la broncho-pneumonie. Sur les lamelles sèches :

Des *cocci*, arrondis, fortement colorés, variables de grosseur. Il n'y a pas d'autres microbes, et une préparation traitée par la méthode de Frænkel ne fait découvrir aucun diplocoque encapsulé.

Sur les plaques, nous séparons deux micro-organismes :

1° Le *Staphylococcus albus*.
2° Le *Coccus jaune*.

Ici encore mort rapide. Pneumonie en hépatisation rouge, forme fibrino-lymphatique, prédominance énorme du pneumocoque. Il est accompagné toutefois du Staphylococcus albus. Fait très intéressant, la broncho-pneumonie du côté opposé n'est pas du fait du pneumocoque, mais bien sous la dépendance d'une infection secondaire, qui reconnait ici pour causes le même Staphylococcus albus et le Coccus jaune. Nous signalerons entre ces deux hépatisations sur un même malade cette différence profonde: dans la pneumonie, hépatisation fibrineuse, uniforme, diffuse; dans la broncho-pneumonie, une disposition nettement lobulaire avec nodule péribronchique, ce qui veut dire, nous ne saurions assez le répéter, une marche centrifuge avec la bronche comme centre et les alvéoles limites du lobule comme périphérie. N'est-ce pas là le signe que dans ce cas l'infection secondaire, cause de la broncho-pneumonie, a pénétré par les voies aériennes ?

Les quatre observations qui suivent, très résumées, ont trait à des malades qui ont guéri, et chez qui il a été fait des ponctions en pleine pneumonie pendant la vie. Ces ponctions ont été faites avec les plus grandes précautions, aussi bien dans l'intérêt des malades que pour éviter toute erreur. L'une d'elles, sans que nous puissions nous en rendre compte, ne nous a donné aucun résultat.

OBSERVATION XIII

Pneumonie franche. — Guérison.

Le nommé Delpit, maçon, âgé de 47 ans, entre le 7 juin, à l'hôpital Necker, salle Saint-Ferdinand. Malade depuis trois jours ; point de côté gauche, violent ; toux, fièvre intense. A son entrée, tous les signes d'une pneumonie du lobe inférieur gauche. La maladie évolue favorablement ; aucune complication ne survient ; une défervescence nette survient au 9e jour. Guérison.

Le lendemain de son entrée, on fait une ponction en pleine région pneumonique à l'aide d'une seringue soigneusement stérilisée et d'une aiguille que l'on flambe au moment même. L'aiguille est enfoncée franchement, puis on aspire lentement de manière à faire pénétrer dans l'aiguille une faible quantité de matériel. Deux tubes sont inoculés, un de gélatine et un d'agar.

Les deux tubes cultivent : têtes assez minces, grisâtres, bords très peu irréguliers, tige bien développée même en vingt-quatre heures ; pas de liquéfaction de la gélatine.

A l'aide des plaques, nous séparons :

1° Le *pneumocoque*.

2° Un *coque blanc*, peut-être le même que celui décrit par Senger, et probablement le même que le coccus de Vignal.

OBSERVATION XIV

Pneumonie franche. — Guérison.

La nommée Dupetit (Hortense), âgée de 17 ans, entre le 2 juin, salle Sainte-Anne. Malade depuis six jours ; douleur de côté, toux, expectoration caractéristique. Signes physiques très nets d'une pneumonie du sommet gauche. Résolution lente, défervescence graduelle. Aucune complication. Guérison.

Le lendemain de son entrée, ponction faite en avant, en plein foyer pneumonique. Les tubes de gélatine ensemencés, tenus en observation pendant un certain temps, n'ont donné aucune trace de culture.

OBSERVATION XV

Pneumonie droite. — Guérison.

Le nommé T..., Etienne, âgé de 60 ans, journalier. Malade depuis six jours ; on constate à son entrée l'existence d'une pneumonie du lobe inférieur droit. Défervescence le troisième jour après son entrée. Guérison.

Le lendemain de son entrée, ponction et inoculation de tubes. On différencie par la méthode des plaques :

1° Le *Pneumocoque*.

2° Le *Staphylococcus albus*.

Observation XVI

Pneumonie migratrice. — Guérison.

Le nommé Légéreau, Eugène, âgé de 28 ans, plombier. Malade depuis cinq jours ; état assez sérieux, subdélirium, tantôt prostration. La pneumonie, qui occupait à son entrée le lobe inférieur droit, remonte peu à peu et finit par envahir tout le sommet du poumon. La température se maintient à 40° pendant quinze jours à partir du début de sa maladie. Puis défervescence franche, et guérison sans rien de spécial à noter.

Ponctions faites le lendemain de l'entrée ; on distingue à l'aide des plaques :
1° Le *Pneumocoque.*
2° Le *Bacterium pneumoniæ.*
3° Le *Coccus blanc de Vignal.*

Cette méthode des ponctions faites pendant la vie a un grand avantage : c'est de supprimer toutes les causes d'erreur qui tiennent au développement de micro-organismes de putréfaction ; elle permet aussi d'étudier les cas les plus simples, où l'infection doit être théoriquement du moins, la moins complexe. Mais, outre qu'il répugne toujours de faire une ponction uniquement dans un but de recherches, il est impossible de se rendre compte de l'état du point ponctionné, et aussi du nombre relatif des organismes. L'un des ensemencements a été négatif ; les trois autres ont ceci de remarquable, qu'ils ont toujours fait trouver deux organismes au moins, dont un, le pneumocoque, a été constant.

Nous rappelons ici l'observation I du chapitre Fièvre

typhoïde, observation dans laquelle nous avons trouvé une pneumonie franche, avec broncho-pneumonie du côté opposé au cours d'une fièvre continue. Dans la pneumonie, le pneumocoque se trouvait associé au Staphylococcus albus, et, d'autre part, le même pneumocoque se trouvait en grand nombre dans le foyer broncho-pneumonique ; c'est un fait à ajouter à ceux que nous donnons ici.

OBSERVATION XVII

Pneumonie. — Présence du pneumocoque ; suppuration diffuse due au streptocoque.

Le nommé X..., âgé de 26 ans, maréchal-ferrant, entre le 30 mars 1887, salle Saint-Ferdinand, service de M. Rigal. C'est un homme grand et vigoureux, avec de très bons antécédents.

Il est tombé malade le vendredi 25 mars ; vers le soir, frisson violent et fièvre.

A son entrée, faciès coloré, yeux brillants avec teinte subictérique ; langue sèche, un peu d'herpès à la commissure des lèvres. Peau sèche et chaude. Dyspnée peu prononcée ; douleur sous-mammaire à droite. On trouve dans le même point de l'obscurité respiratoire ; à l'auscultation, de nombreux frottements secs, parcheminés ; une sonorité très affaiblie. Pendant la toux, râles crépitants profonds et serrés. La respiration est bonne du côté opposé.

Au cœur, bruits faibles, battements un peu irréguliers et accélérés. Pouls très dépressible. Le foie est un peu douloureux et déborde de deux travers de doigt les fausses côtes.

Pas d'albumine dans les urines. T. m. 40° ; t. s. 40°,8. Le lendemain même état ; t. m. 39°,6 ; t. s. 40°,2.

1ᵉʳ avril. La nuit précédente, délire violent ; au matin, stupeur, décubitus dorsal. Pouls moins déprimé, mais bruits du cœur toujours aussi faibles, diarrhée abondante. La matité droite a augmenté ; elle est de plomb à la base ; dans la fosse sous-épineuse droite, souffle bronchique ; dans l'aisselle, frottements pleuraux ; en bas, les râles ont disparu ; souffle tubaire ; dyspnée peu marquée ; le malade ne tousse pas et ne crache pas. T. 40° ; 40°,6.

Le 3. Dyspnée toujours faible ; pouls très rapide ; la congestion hépatique a diminué ; la teinte subictérique des conjonctives a disparu. Faciès très mauvais, langue rôtie ; délire permanent. Tout le poumon droit est pris maintenant et il y a un peu de rudesse à la base gauche.

Le malade meurt le 4 avril au matin dans le coma, sans symptômes marqués d'asphyxie.

Autopsie. — Le poumon droit est hépatisé presque en entier, sauf une partie du lobe supérieur qui ne présente que de la congestion. La surface pleurale, recouverte d'un exsudat fibrineux, est marbrée de gris-jaunâtre et de noir. A la coupe, on voit une masse dense et peu consistante, d'aspect gris, jaune-verdâtre par places ; en pressant avec le doigt ou en raclant avec le couteau, on obtient un liquide puriforme, mélangé de petits grumeaux.

Le poumon du côté opposé est simplement congestionné, surtout vers la base ; il ne renferme aucun noyau induré et laisse échapper en abondance une sérosité aérée et sanguinolente.

Sur le péricarde, à la racine des gros vaisseaux, on note un petit foyer de péricardite fibrineuse. Le foie est un peu gros, chargé de graisse, d'aspect jaunâtre. La rate est grosse, non ramollie. Les reins sont congestionnés ; du côté du cerveau, un peu d'œdème de la pie-mère, altération cadavérique très probablement.

Examen histologique. — Les parois alvéolaires sont peu épaissies ; les capillaires beaucoup moins apparents que dans les cas précédents. Les alvéoles ont un aspect fondu, uniforme,

dû à une immense quantité de cellules lymphatiques, plutôt
petites, arrondies en général, à noyau peu net, de coloration
rose-jaune pâle. Par endroits, on trouve quelques cellules épithéliales, plus grandes, polymorphes, à contours plus nets et
mieux colorés. Il n'y a presque pas trace de fibrine ; par places
il semble que les cloisons alvéolaires aient été effractées et
l'on rencontre de véritables nappes cellulaires. Les bronches
sont élargies, très épaissies, infiltrées d'éléments embryonnaires ; la couche épithéliale est réduite sur certains points à
une couche ou deux de cellules épithélioïdes déformées ; sur
d'autres points elle a disparu complètement et la membrane
basale est à découvert. Les ganglions, gros, ramollis, offrent
une large nappe de cellules lymphatiques tassées, granuleuses,
mal colorées.

Examen bactériologique.

Sur les lamelles sèches du raclage pris en pleine pneumonie,
on distingue :

1° Des *Diplococci pneumoniques*, peu nombreux.

2° Des *Cocci* bien arrondis et plus fortement colorés, de taille
variable.

3° Des *Streptococci* très nombreux, très beaux, formés de
4, 5, 6 grains fortement colorés.

4° Des *Bactéries*, un peu plus grosses que le bacille typhique,
mais de longueur variable, non articulées en plusieurs segments.

Par les ensemencements en tube de gélatine et d'agar et la
séparation sur plaques, nous différencions les organismes suivants, que nous ne faisons qu'énumérer, car leurs caractères
nous sont déjà connus :

1° Le *Pneumocoque*.

2° Le *Bacterium pneumoniæ*.

3° Le **Streptococcus pneumoniæ**. C'est la première fois

que nous trouvons cet organisme dans la pneumonie ; nous l'avons déjà trouvé précédemment dans une broncho-pneumonie chez un typhique. Dans la pneumonie il a déjà été signalé par plusieurs auteurs, entre autres par Jaccoud, Netter, Ménétrier, Weichselbaum. Par ses caractères il se rapproche beaucoup du streptocoque pyogène de Rosenbach ; nous allons le retrouver encore dans les deux observations qui suivent et qui se rapportent à l'hépatisation grise suppurée. Celles des auteurs précités se rattachent également à la suppuration du poumon, si bien que nous en arriverons à conclure que ce streptocoque est le principal facteur de la suppuration des hépatisations lobaires et même lobulaires.

Observation XVIII

Pneumonie suppurée : suppuration due au streptocoque. —
Broncho-pneumonie secondaire.

Nous ne possédons malheureusement pas l'observation clinique, même résumée, de ce malade, dont nous devons les pièces à l'obligeance de notre collègue Dutil. Nous savons simplement qu'il s'agit d'un homme jeune, qui a succombé au sixième jour d'une pneumonie à forme ataxo-adynamique.

Autopsie. — Sur une section verticale du poumon droit on voit deux blocs pneumoniques différents d'aspect, séparés l'un de l'autre par une zone moyenne, large comme la main, simplement congestionnée. Le sommet est en hépatisation suppurée, offre une teinte jaune-verdâtre, diffuse, et laisse échapper un suc purulent abondant Le second bloc occupe le lobe inférieur du même poumon ; plus sec, rouge, granuleux, il ne présente aucune trace de suppuration. Le poumon gauche est congestionné dans toute sa hauteur ; à sa partie postéro-inférieure on sent au toucher et on voit à la coupe des noyaux broncho-pneumoniques disséminés, rouge pâle, non granuleux, assez secs, sans nodules péribronchiques bien distincts.

Les autres organes n'offraient aucune lésion importante pour l'objet qui nous occupe. Il s'agit donc d'examiner, chez un même sujet, trois lésions macroscopiques, pneumonie suppurée, pneumonie rouge, broncho-pneumonie à noyaux disséminés.

EXAMEN HISTOLOGIQUE. — *Pneumonie grise.* — Nous ne décrirons pas l'aspect de ces coupes; il est l'analogue de celui de l'observation précédente.

Pneumonie rouge. — Les alvéoles ont conservé leurs formes et dimensions; elles sont remplies d'un exsudat pauvre en fibrine, presque exclusivement formé de cellules lymphatiques, petites, granuleuses, mal colorées, à noyau peu distinct; on voit aussi des globules sanguins en nombre assez considérable. Les parois alvéolaires sont distendues par leurs capillaires; les grands espaces conjonctifs montrent des lymphatiques bourrés de cellules.

Broncho-pneumonie. — Alvéoles à parois peu épaissies, recouvertes de grosses cellules épithéliales tuméfiées; réseau fibrineux très net, plus développé que dans les deux blocs pneumoniques; les éléments épithélioïdes tombés dans l'intérieur de l'alvéole sont presque en aussi grand nombre que les éléments lymphatiques. Les hématies sont aussi assez nombreuses. Les lésions sont les mêmes dans toute l'étendue du lobule; il n'y a pas de nodule péribronchique.

Examen bactériologique.

Pneumonie grise. — Sur les lamelles sèches de raclage pris en plein bloc, on distingue :

1° Des *Streptocoques*, très nombreux, formés de 4 à 8 grains, un peu inégaux, en tout semblables aux streptocoques que nous avons rencontrés précédemment.

2° Des *Pneumocoques*, peu nombreux, avec capsules, presque tous groupés deux à deux.

P.   6

3º Des *Cocci*, presque tous gros, bien arrondis, fortement colorés, quelques-uns en diplocoques.

A l'aide de l'ensemencement en tubes et de l'étalage en plaques, nous différencions :

1º Le *Streptococcus pneumoniæ*, qui nous est déjà connu.

2º Le *Pneumocoque*.

3º Le *Coccus jaune* de Senger.

4º Un *Coccus blanc*.

Hépatisation rouge. — Sur les lamelles sèches, on distingue :

1º Des streptocoques nombreux, de même figure que les précédents.

2º Des pneumocoques à peu près aussi nombreux.

3º Des cocci.

Par la méthode des plaques, on isole exactement les mêmes organismes que dans la pneumonie grise. Mais par l'examen des lamelles sèches on peut se convaincre, que dans l'hépatisation suppurée les streptocoques sont en bien plus grand nombre que dans l'hépatisation rouge.

Broncho-pneumonie. — Lamelles sèches, on distingue :

1º *Cocci très nombreux.*

2º Une *bactérie courte*, trapue, renflée à ses extrémités et ressemblant beaucoup au Bacterium termo.

A l'aide de plaques de gélatine, nous séparons :

1º Le *Coccus jaune* de Senger.

2º Le *Coccus blanc*.

3º La *Bactérie* que nous avons décrite plus haut, sous le nom de bactérie β, et qui nous paraît être un organisme de la putréfaction.

On voit combien cette observation est complexe, et par la diversité des lésions, et par le nombre des organismes que nous y avons rencontrés. Par les microbes qu'elle renferme, l'hépatisation grise s'accorde absolument avec les faits que nous avons cités plus haut et avec ceux qui suivent. Il n'en est pas de même de l'hépatisation rouge, où nous trouvons, cette seule et unique fois, le streptocoque. Néanmoins ce fait ne nous paraît pas infirmer l'opinion que le streptocoque est l'agent actif de la suppuration dans la pneumonie ; en effet, cette hépatisation rouge s'éloigne déjà beaucoup par ses caractères microscopiques de l'hépatisation rouge normale : absence presque complète de fibrine, surabondance des cellules lymphatiques, qui, petites, granuleuses, très mal colorées, prennent déjà l'aspect de l'exsudat suppuré. Pour nous ce bloc pneumonique aurait certainement suppuré lui aussi ; nous avons surpris le processus suppuratif au début : ce n'était pas encore de l'hépatisation grise, ce n'était déjà plus de la véritable hépatisation rouge fibrineuse.

Fait non moins intéressant, la broncho-pneumonie n'est fonction ni du pneumocoque, ni du streptocoque. En sorte que chez ce pneumonique nous assistons à deux infections secondaires : l'une produite par le streptocoque et qui fait suppurer la pneumonie ; l'autre produite par le coccus jaune et le coccus blanc qui donnent une broncho-pneumonie secondaire, et cela dans le poumon du côté opposé.

OBSERVATION XIX

Pneumonie suppurée ; broncho-pneumonie.

Le nommé Decourcelle, âgé de 27 ans, tonnelier, entre le 3 juillet, salle Saint-Ferdinand, à l'hôpital Necker. On ne note dans ses antécédents qu'une fièvre typhoïde assez grave, qu'il a faite en 1879. Il serait malade depuis trois jours ; mais il y avait quelque temps déjà qu'il mangeait moins et qu'il se sentait mal à son aise.

Le 30 juin, dans l'après-midi, il est pris d'une sorte de défaillance ; il rentre chez lui et se met à trembler la fièvre. Il passe une mauvaise nuit et ressent au matin une douleur violente au-dessous du mamelon droit.

Perte d'appétit complète, fièvre depuis ce moment. Il dit être gêné pour respirer et tousser depuis la veille seulement.

État actuel. — Homme petit, peu vigoureux, amaigri. Faciès coloré, yeux brillants, langue sèche et un peu noire, toux assez fréquente ; crachats rouillés.

L'examen du poumon fait reconnaître une pneumonie occupant les deux tiers inférieurs du poumon droit : en haut râles crépitants et souffle bronchique, en bas souffle tubaire. Frottements pleuraux.

A la base gauche, sonorité diminuée, respiration rude. Au cœur, rien de particulier ; le foie déborde un peu les fausses côtes ; rien d'autre à signaler du côté du ventre. Rate petite, ventre non ballonné ; pas de diarrhée. Un peu d'albumine dans l'urine. T. 39°,2 ; 39°,7.

Le 6. Le malade est très abattu ; la nuit il s'agite beaucoup ; dyspnée, atteint 48 respirations par minute. Mêmes signes du côté de la pneumonie ; mais à la base gauche on trouve maintenant une submatité bien nette, de la respiration bronchique et des râles sous-crépitants assez fins, éclatant surtout à l'inspiration.

Le 7. État adynamique très grave, fièvre ardente, peau sèche, pouls très rapide ; dyspnée très forte. Le malade meurt à 4 heures de l'après-midi.

Autopsie (faite quinze heures après la mort). — Presque tout le poumon droit est transformé en un bloc pneumonique, assez granuleux, friable, de couleur gris-vert et laissant échapper un suc jaune-verdâtre en quantité. On ne distingue presque plus les lobules ; les bronches sont très enflammées, remplies d'un liquide muco-purulent, la muqueuse est rouge intense, semée de petites plaques blanc-grisâtre. Les ganglions sont volumineux et presque diffluents. A la base du poumon gauche existe un noyau gros comme une orange, de broncho-pneumonie confluente. La coupe est rouge foncé, marbrée de taches grises, grossièrement arrondies : ce sont des nodules péribronchiques. Par la pression, on fait sourdre des bronchioles un liquide jaune, très nettement purulent. Le reste du poumon est rouge vif.

Il y a un peu de liquide citrin dans la plèvre droite ; le poumon était d'ailleurs recouvert de fausses membranes fibrineuses abondantes. Rien dans la plèvre gauche. Il n'y a pas de lésions notables du cœur ni du foie. La rate est normale ; les reins sont un peu gros, les pyramides injectées, la substance corticale sèche et opaque. Les intestins sont sains. Rien du côté des méninges ni du cerveau.

EXAMEN HISTOLOGIQUE. — Lésions de pneumonie grise avec suppuration diffuse, comme dans les cas précédents. Exsudat pauvre en fibrine, presque entièrement formé de cellules lymphatiques granuleuses, mal colorées, peu distinctes.

Sur les coupes des noyaux de broncho-pneumonie on voit les bronchioles épaissies, très riches en vaisseaux ; toute l'épaisseur est semée d'une très grande quantité de cellules embryonnaires, en sorte qu'elles se confondent par leur périphérie avec les alvéoles immédiatement adjacents. Ceux-ci sont aplatis de dedans en dehors, remplis d'un véritable magma cellulaire granuleux ; plus en dehors, les alvéoles reprennent peu à peu leur forme, les éléments cellulaires deviennent distincts et vers la périphérie du lobule on distingue des travées fibrineuses assez nettes, des cellules lymphatiques et un très grand nombre d'éléments épithélioïdes.

Examen bactériologique.

Le lendemain de l'entrée du malade, nous avons fait une ponction en plein foyer pneumonique avec la seringue stérilisée.

Les tubes de gélatine et d'agar ainsi ensemencés ont cultivé et par la méthode des plaques nous avons isolé :

1° Le *Pneumocoque*.

2° Le *Streptocoque*.

3° Le *Bacterium pneumoniæ*.

D'après l'examen de deux lamelles sèches préparées avec le suc retiré du poumon sur le vivant, le pneumocoque était de beaucoup l'organisme le plus nombreux à ce moment; les deux autres organismes étaient dans le rapport de 1/20 environ. On va voir qu'il n'en était plus de même après la mort.

Pneumonie grise. — Sur les lamelles sèches de raclage, puis au niveau des parties nettement suppurées, on distingue :

1° Des *Pneumocoques* en petit nombre, la plupart groupés deux à deux; beaucoup n'ont pas de capsule et se reconnaissent seulement à leur forme allongée.

2° Des *Streptocoques*, extrêmement nombreux.

3° Des *Cocci* et *Diplococci* arrondis.

4° Des *Bactéries*, de longueur variable, les plus longues un peu sinueuses, aucune articulée en plusieurs segments. Extrémités arrondies, coloration uniforme.

Après ensemencement dans des tubes et étalage sur plaques, nous obtenons des colonies qui appartiennent nettement aux organismes qui nous sont déjà connus :

1° *Pneumococcus*.

2° *Streptococcus pneumoniæ*.

3° *Bacterium pneumoniæ*.

4° *Coccus blanc*.

Broncho-pneumonie. — Les lamelles sèches de raclage permettent de distinguer :

1° Des *bâtonnets* absolument semblables à ceux rencontrés dans la pneumonie.

2° Des *cocci* variables de volume.

3° Des *streptococci* nombreux.

On sépare à l'aide des plaques de gélatine les micro-organismes suivants :

1° Le *Bacterium pneumoniæ*.
2° Le *Staphylococcus albus*.
3° Le *Coccus jaune*.
4° Le *Streptococcus pneumoniæ*.

Dans cette observation on voit combien l'infection est complexe! ici encore pneumonie et pneumocoque; suppuration et streptocoque. Streptocoque encore dans la broncho-pneumonie à nodules péribronchiques suppurés, mais sans pneumococcus. Quant au Bacterium pneumoniæ, c'est certainement un organisme pathogène, c'est un des facteurs les plus communs de la broncho-pneumonie: nous l'avons appris plusieurs fois; les expériences de Weichselbaum le démontrent, mais il ne paraît pas donner lieu par lui-même à des broncho-pneumonies à tendance suppurative. Il apparaît donc dans cette observation que le streptocoque, venant se greffer sur deux lésions différentes, l'une avec et l'autre sans pneumocoque, les a fait suppurer toutes les deux.

L'observation suivante est empruntée au professeur Jaccoud; nous l'extrayons de la thèse de Ménétrier, telle qu'elle y est résumée et avec les réflexions qui l'accompagnent.

OBSERVATION XX

*Pneumonie suppurée. — Infection purulente secondaire,
présence du streptocoque.*

Salle Jenner, n° 46. Entré le 22 février. Il s'agit d'un homme affaibli par un séjour de plusieurs mois à la prison de la Santé. — Dix-huit jours avant son entrée, il fut pris subitement de frissons, de point de côté, toussa et rendit des crachats rouges.

La pneumonie reconnue fut soignée à l'infirmerie de la prison, et quand le malade fut amené à l'hôpital, sa défervescence était faite, il n'avait plus de fièvre et l'hépatisation paraissait en résolution commençante.

L'état général était pourtant fort mauvais ; le malade était amaigri, très faible, un peu prostré. Comme signes physiques, on trouvait, dans la moitié supérieure du poumon droit, de la matité, avec souffle tubaire et râles sous-crépitants disséminés.

Jusqu'au 27 février, le malade resta sans fièvre, mais son état ne s'améliorait que fort lentement. Craignant une tuberculose consécutive à la pneumonie, on fit dans les crachats la recherche du bacille de Koch ; le résultat fut négatif.

A partir de ce moment, la fièvre s'allume ; on trouve, le 27, une température de 38°,6. Le lendemain, 39° au matin et 40° le soir, et l'on constate le 1er mars que la pneumonie paraît s'étendre à tout le poumon droit, du haut en bas. Le 2 mars, signes d'hépatisation totale à droite, rien d'anormal de l'autre côté.

L'état général s'aggrave ; la température se maintient au-dessus de 39°.

Jusqu'au dernier jour les signes fournis par l'examen du poumon restèrent les mêmes. Mais pendant ce temps d'autres manifestations se révélaient.

Le 7 mars, tandis que la température est à 39°,8, le malade se plaint d'une vive douleur au bras droit, qui persiste les jours suivants sans s'accompagner de modifications appréciables dans l'état du membre.

Le 11 mars on remarque un gonflement assez considérable du genou droit, sans rougeur ni douleur. Il s'est formé là un épanchement purulent, dont la nature est reconnue en évacuant un peu du liquide contenu par l'aiguille de Pravaz. L'examen du sang pratiqué à ce moment montre une leucocytose énorme ; le rapport des globules blancs aux globules rouges est de 1/10.

Le malade meurt le 12 mars.

A l'autopsie on trouve le poumon droit en hépatisation grise totale, assez consistante et parsemée de petits abcès miliaires.

Endocardite végétante, mais peu accusée des valvules aortiques, mitrale et tricuspide.

Abcès miliaires dans les deux reins.

Arthrite suppurée de l'épaule droite, avec fusée purulente le long du biceps.

Arthrite suppurée du genou droit.

Toutes ces lésions renfermaient des streptocoques, formant parfois d'énormes chaînettes et quelques staphylocoques.

En outre, le pus retiré du genou par ponction, pendant la vie, fut inoculé à une souris et à un cobaye. La souris mourut en 24 heures ; on trouva au point inoculé un petit abcès plein de streptocoques, et ceux-ci se rencontrèrent aussi dans le sang de l'animal.

Le cobaye survécut près d'un mois, et présenta un abcès sous-cutané énorme, renfermant également des streptocoques en grand nombre.

M. Jaccoud interpréta ce fait en admettant que la suppuration du poumon, survenue à la période d'hépatisation grise, avait été le point de départ d'une infection pyémique générale, manifestée par les diverses suppurations que nous avons énumérées.

Cette observation permet de mieux comprendre les maladies complexes dues à de multiples infections, et qui sont en réalité beaucoup plus fréquentes qu'on ne le soupçonnait autrefois (1).

OBSERVATION XXI (RÉSUMÉE)

Pneumonie du sommet chez un alcoolique. — Hépatisation grise, présence du pneumocoque et du streptocoque. Arthrite suppurée du genou due au streptocoque seul.

Le nommé X..., 39 ans, déménageur, entre le 12 novembre salle Saint-Ferdinand, n° 28.

(1) MÉNÉTRIER. *Loco citato*, p. 148 et suivantes.

Homme robuste, a fait de nombreux excès alcooliques.

Le 9, dans l'après-midi, il prend froid, frissonne et rentre se coucher. Au soir, fièvre intense et point de côté violent ; la nuit, délire. Au matin le malade se lève, sort de sa chambre et fait une chute dans l'escalier. Il se contusionne le côté gauche du corps et le genou, mais ne se fait ni ecchymose ni écorchure.

A son entrée on constate tous les signes d'une pneumonie du sommet droit. État général très mauvais ; fièvre intense, délire continuel, dyspnée marquée, langue sèche. Le genou gauche est gonflé, et on trouve de la fluctuation dans l'articulation. Le malade succombe dans la nuit du 14, ataxo-adynamique.

Autopsie. — Pneumonie grise suppurée ; l'articulation du genou gauche est pleine de pus.

Par l'examen bactériologique, on trouve :

1° Dans l'exsudat pneumonique, le Pneumocoque, un Coccus blanc, le Streptococcus pyogenes.

2° Dans le pus articulaire, le Streptococcus de Rosenbach ; point de Pneumocoque.

On voit que, dans l'observation précédente, l'association du pneumocoque avec le streptocoque a donné une pneumonie suppurée. Nous n'avons trouvé que le streptocoque dans le genou ; mais ce streptocoque n'est point celui que nous avons décrit précédemment après Weichselbaum sous le nom de Streptococcus pneumoniæ ; c'est le Streptococcus pyogenes de Rosenbach, dont les caractères sont trop connus pour que nous insistions.

Nous en avons fini avec le long exposé de nos observations ; encore avons-nous abrégé volontairement la partie clinique et histologique, pour nous appesantir sur la bactériologie. Nous allons résumer maintenant les résultats qui nous paraissent acquis.

V

RÉFLEXIONS GÉNÉRALES

D'abord un premier fait : c'est que à l'état normal le poumon ne paraît pas renfermer de micro-organismes ; nous parlons du parenchyme, car dans nos recherches nous avons évité avec le plus grand soin les bronches un peu grosses. Il se peut, il est probable même que les premières divisions bronchiques, de même que la trachée, en renferment constamment ; mais il nous suffit, pour l'objet qui nous occupe, de savoir que ces microbes ne pénètrent pas jusqu'au lobule.

Cette règle n'est pas absolue ; nous avons trouvé une fois le pneumocoque dans un poumon sain.

Nous avons fait ressortir suffisamment plus haut tout l'intérêt de ces cas de microbisme latent.

Nous avons isolé encore, à l'état de santé, un coccus blanc, dont le pouvoir pathogène est probablement nul ; il nous a paru identique au coccus *a* de Vignal, au coccus blanc de Senger.

Dans les vingt-quatre heures qui suivent la mort, des organismes de putréfaction se développent dans les poumons, surtout pendant la saison chaude.

Nous n'avons pu les différencier tous ; nous avons séparé trois bacilles, qui paraissent être les plus fréquents.

I — Le premier, que nous avons décrit sous le nom de bacille α, est mobile, ressemble beaucoup au bacille typhique par sa forme et ses dimensions, mais il s'éloigne de ce dernier en ce qu'il varie beaucoup de longueur, qu'il se développe bien plus vite dans les cultures et qu'il liquéfie la gélatine. C'est l'organisme que nous avons rencontré le plus fréquemment.

II. — Un bacille, que nous avons décrit sous le nom de bacille β, court, renflé aux extrémités et qui ressemble beaucoup au Bacterium termo.

III. — Un bacille beaucoup plus gros, formé souvent de deux ou trois articles, que nous avons décrit sous le nom de bacille δ.

Certains cocci et diplococci, que nous avons également observés, appartiennent peut-être aussi aux organismes de la putréfaction. Nous n'avons pu réussir à les séparer, et pour deux raisons : c'est que le bacille α donne dans les cultures des spores assez nombreuses ; c'est que, d'autre part, tous ces organismes se développent extrêmement vite, liquéfient la gélatine ; les colonies se confondent très rapidement et créent des difficultés très grandes dans l'état actuel de la technique. Même en nous servant du procédé que nous avons imaginé, et qui consiste à arrêter le développement trop rapide des colonies liquéfiantes en déposant à leur surface une gouttelette de liqueur de Van Swieten, nous avons toujours trouvé des colonies impures de cocci, renfermant un certain nombre de bacilles.

Il ne faut point s'en étonner d'ailleurs : Vignal ne dit-il pas que le Leptothrix buccalis, organisme pourtant si répandu et depuis longtemps étudié, n'a jamais été obtenu à l'état de culture pure?

On voit donc de quelles précautions il faut s'entourer. Par bonheur, nous avons recueilli presque toutes nos pièces au début de l'année, pendant les froids, alors que les organismes de la putréfaction ne se développent que tardivement.

C'est ainsi que nous avons obtenu, dans la plupart des cas, des cultures d'où les microbes de la putréfaction étaient absents. Jamais cependant nous n'avons réussi à avoir du premier coup une culture pure d'un microbe quelconque en partant du poumon ; la rate, au contraire, nous a donné deux fois d'emblée le bacille de Gaffky absolument pur, comme il est arrivé à d'autres auteurs. Ce n'est donc pas sans étonnement, étonnement partagé par des Allemands même, entre autres par Senger, que nous avons appris le succès singulier de Koch. Koch rapporte avoir obtenu toujours des cultures pures en déposant un petit fragment du poumon hépatisé sur de l'agar. Tous les auteurs qui ont fait des recherches sur la pneumonie s'accordent à dire que l'on rencontre toujours plusieurs organismes, que les premières cultures sont impures, que la séparation par la méthode des plaques est nécessaire.

On aura pu remarquer que nous n'avons pas fait de recherches microbiennes dans des coupes ; nous y avons, en effet, renoncé dès le début, et pour les raisons qui suivent. Il est très difficile d'obtenir des coupes très minces du poumon, et ces coupes, qui doivent subir des manipulations compliquées, sont très fragiles ; mais surtout elles ne sont utiles que lorsqu'on cherche à constater la présence d'un organisme parfaitement connu déjà. Il en est tout autrement quand on cherche plusieurs micro-organismes et qu'on ignore quels ils sont. On est obligé de décolorer, et de décolorer fortement, mais l'on ne sait pas si du même coup on n'a pas décoloré tel ou tel micro-organisme qui peut s'y trouver, et qui échappe par conséquent. Mieux vaut cent fois le procédé des lamelles sèches, qui permet d'obtenir des couches d'une minceur extrême et d'examiner dans l'eau et dans les liquides colorants et dans le baume sans décoloration préalable.

Faits communs à la fièvre typhoïde et à la pneumonie.

Le pneumocoque et le bacille typhique peuvent provoquer dans le poumon des lésions massives, étendues ; c'est la localisation ordinaire du pneumocoque qui donne alors la pneumonie lobaire aiguë, franche, fibrineuse ; c'est une localisation exceptionnelle du bacille de Gaffky, qui peut dans certains cas produire de véritables hépatisations.

Ces deux organismes donnent aussi naissance à des hépatisations lobulaires, à des broncho-pneumonies. Pour tous deux, ce sont des broncho-pneumonies confluentes, pseudo-lobaires le plus souvent, à formes fibrino-lymphatique pour le pneumocoque, fibrino-hémorrhagique pour la bacille de Gaffky. Il n'y a pas en général de nodules péribronchiques, et l'infection pour ces deux organismes ne paraît pas suivre une marche centrifuge, rayonnant autour de la bronche comme point de départ,

On ne saurait donc se fonder sur la disposition lobaire ou lobulaire d'une hépatisation pour conclure à la présence ou à l'absence de ces deux microbes.

De même on a cessé depuis longtemps de se fonder sur la présence de la fibrine pour différencier la pneumonie de la broncho-pneumonie.

Jamais ces deux microbes ne se trouvent à l'état de pureté dans la lésion pulmonaire : ils sont accompagnés d'autres micro-organismes. Ceux-ci sont tantôt inoffensifs comme le coccus blanc de Vignal, le coccus jaune de Senger ; tantôt ils jouent un rôle actif, modifient le processus normal et créent des infections secondaires : tels sont le Bacterium pneumoniæ, les Staphylococcus aureus (rare) et albus et le Streptococcus pneumoniæ. C'est alors que la lésion pulmonaire suppure, se gangrène. Par eux-mêmes, le bacille typhique et le pneumocoque ne donnent point de suppuration franche, abondante, véritable.

C'est encore un point remarquable que ce soient sensiblement les mêmes microbes qui créent des infections secondaires chez des malades aussi différents que les pneumoniques et les typhiques ; il est probable qu'on les rencontrera encore dans d'autres complications pulmonaires, et qu'ils sont en quelque sorte les hôtes familiers du poumon.

Mais au cours de ces deux maladies peuvent survenir dans les poumons des lésions absolument indépendantes des organismes pathogènes primitifs, véritables infections secondaires ; ce sont presque toujours des hépatisations à type broncho-pneumonique ; ces hépatisations sont fonction de plusieurs microbes : les deux plus importants sont le Bacterium pneumoniæ de Weichselbaum, mieux nommé suivant nous Bacterium broncho-pneumoniæ, le Staphylococcus albus, rarement le Staphylococcus aureus, puis interviennent mais à un degré beaucoup moindre, le coccus jaune de Senger, le coccus blanc de Vignal.

Ces hépatisations sont lobulaires, presque toujours fibrino-purulentes ; elles ont en outre comme caractère remarquable et presque constant d'être à nodules péri-bronchiques, à marche centrifuge : c'est qu'ici l'infection pénètre, dans l'immense majorité de ces cas, par les bronches.

Ces infections secondaires se développent d'ordinaire et n'apparaissent qu'à une époque tardive. Nous n'avons cité d'ailleurs que les microbes en quelque sorte communs ; mais beaucoup d'autres peuvent produire une quantité d'infections secondaires correspondantes, tels les microbes de l'érysipèle, ceux de la gangrène, etc. ; dans des recherches ultérieures on les rencontrera certainement.

Le pneumocoque crée à lui seul la pneumonie franche, aiguë, lobaire ; dans les cas où la mort survient au stade d'hépatisation grise sans ramollissement, le pneumocoque est de beaucoup l'organisme prédominant.

Jamais cependant, même dans les cas précédents, l'hépatisation ne donne d'emblée une culture pure du pneumocoque : celui-ci est accompagné d'autres micro-organismes, mais bien moins nombreux et d'un pouvoir pathogène beaucoup moindre ; ce sont le plus souvent des cocci, le coccus jaune de Senger, le coccus *a* de Vignal.

Le pneumocoque peut créer également des broncho-pneumonies : confluentes presque toujours, fibrineuses, sans nodules péribronchiques.

A lui seul le pneumocoque ne donne pas de vraie suppuration.

Le plus souvent les broncho-pneumonies qui viennent compliquer une pneumonie sont dues à d'autres microbes que le pneumocoque, c'est-à-dire à de vraies infections secondaires. Ces microbes sont, comme pour la fièvre typhoïde, le Staphylococcus albus, le Bacterium broncho-pneumoniæ, le Coccus jaune. Ces broncho-pneumonies ont les mêmes caractères que celles mentionnées plus haut.

Toute pneumonie qui suppure, suppure par infection secondaire : des microbes de suppuration viennent se greffer sur l'hépatisation à côté du pneumocoque ; le plus important et le plus fréquent de tous est le Streptococcus pneumoniæ de Weichselbaum : il offre de grandes analogies avec le Streptococcus pyogenes de Rosenbach.

Les broncho-pneumonies peuvent également suppurer, et ici encore sous l'influence du même streptococcus, qui est à redouter par-dessus tous.

La plupart des microbes, causes de ces infections secondaires, pénètrent par les voies aériennes ; on doit attribuer à l'impureté de l'air des salles dans nos hôpi-

taux la grande proportion des complications pulmonaires, qui est beaucoup plus forte qu'en ville. Il ne paraît
pas douteux en effet que la plupart du temps les germes
de ces infections secondaires pénètrent dans le poumon
pendant la durée de la maladie primitive; il faut tenir
compte néanmoins de l'existence latente d'un grand
nombre de micro-organismes dans la bouche, dans le
pharynx, dans les bronches sans doute, et quelquefois
même, comme nous pensons l'avoir démontré, dans le
parenchyme pulmonaire.

On ne connaît aujourd'hui aucun traitement spécifique de la fièvre typhoïde ni de la pneumonie ; aussi nous
paraît-il impossible d'empêcher une localisation pulmonaire de ces micro-organismes.

Il semble possible au contraire de s'opposer à l'apparition d'infections secondaires.

Le professeur Cornil, en démontrant que dans la
dothiénentérie la chute des eschares ouvre de larges
portes aux microbes qui pullulent dans l'intestin, n'a-t-il
pas justifié l'antisepsie intestinale, que plusieurs méde-
cins, et plus que tout autre le professeur Bouchard, ont
cherché à réaliser?

D'après la marche des lésions dans le poumon nous
avons déduit que les infections secondaires y pénètrent
presque toujours par les voies respiratoires.

Deux indications en résultent nécessairement :

La première, c'est qu'il faut absolument faire respirer
à tout malade atteint d'une maladie infectieuse un air
privé de germes ; indication vieille sans doute, banale et
rebattue, mais qui emprunte à la bactériologie une force
nouvelle, avec une rigueur scientifique.

La seconde, c'est que, à l'état normal, la bouche et le
pharynx étant un milieu toujours riche en micro-organismes dont plusieurs sont pathogènes, il est nécessaire
de désinfecter autant que possible la bouche des malades,
et cela dès le début de la maladie infectieuse.

Certes, ces indications sont difficiles à remplir; mais ce n'est qu'à ce prix qu'on arrivera à faire disparaître une grande partie des complications pulmonaires, comme on a vu disparaître en chirurgie les complications et jusqu'à la suppuration des plaies. Ces remarques s'appliquent plus encore aux complications pulmonaires tardives de la diphthérie, de la coqueluche, de la rougeole; ces complications, comme nous le démontrerons dans un travail ultérieur, sont le plus souvent dues à des infections secondaires. C'est là que gît en grande partie le secret de l'énorme léthalité dans nos hôpitaux d'enfants, c'est dans ces broncho-pneumonies secondaires contagieuses, qui se propagent de lit en lit.

Ici encore le Bacterium broncho-pneumoniæ, le Staphylococcus albus, le Streptococcus pneumoniæ jouent le grand rôle. Ils font ces séries désastreuses où l'on voit des dizaines d'enfants opérés du croup, guéris de leur diphthérie, mourir entre le 6e et le 15e jour de complications pulmonaires; c'est à eux qu'est due l'effrayante mortalité des rougeoleux hospitalisés, qui périssent non pas le plus souvent de leur rougeole, mais des infections secondaires qu'ils viennent chercher et qu'ils trouvent à l'hôpital.

VI

CONCLUSIONS

1º Dans l'état de santé, le plus souvent le parenchyme pulmonaire ne renferme pas de micro-organismes.

2º Cependant on peut y rencontrer, en l'absence de toute lésion, des microbes, qui restent à l'état latent.

3º Nous avons ainsi recueilli, cultivé et isolé le coque a de Vignal, et, chose remarquable, le pneumocoque. Des recherches plus multipliées feraient probablement reconnaitre encore d'autres micro-organismes.

4º Dans les vingt-quatre heures qui suivent la mort, peuvent se développer de nombreux organismes ; ce sont principalement :

Un bacille α, morphologiquement très semblable au bacille typhique.

Un bacille β, très semblable au Bacterium termo.

Un grand bacille δ.

Peut-être des microcoques, que nous n'avons pu isoler à l'état de pureté.

Fièvre typhoïde.

1° Dans la fièvre typhoïde, les complications pulmonaires sont dues tantôt au bacille typhique, tantôt à d'autres microbes créant des infections secondaires.

2° La congestion pulmonaire du début est le plus souvent d'ordre névro-vasculaire, sans intervention microbienne.

3° Dans un certain nombre de cas, le bacille typhique pénètre et se développe dans le poumon, où il produit des lésions importantes, tantôt diffuses, d'aspect spléno-pneumonique, tantôt broncho-pneumoniques confluentes. Aspect uniforme, exsudat lymphatico-hémorrhagique, absence de nodules péribronchiques, pas de tendance à la suppuration : tels sont leurs caractères anatomiques. Précocité dans leur apparition, rapidité de développement, lenteur de la résolution : tels sont leurs caractères cliniques.

4° Dans les deux tiers des cas, les complications pulmonaires sont indépendantes du bacille typhique, et dues à d'autres microbes qui infectent secondairement l'organisme. Ce sont surtout :

Le Bacterium pneumoniæ de Weichselbaum.

Le Staphylococcus albus.

Le Streptococcus pneumoniæ.

Le Coccus blanc a de Vignal.

Le Coccus jaune de Senger. Ces deux derniers non pathogènes activement.

Bilatéralité, disposition confluente ou plus souvent

lobulaire disséminée, exsudat lymphatico-hémorrhagique ou lymphatico-purulent, tendance à la suppuration : tels sont les caractères anatomiques généraux de ces broncho-pneumonies par infection secondaire. Leurs caractères cliniques généraux sont : l'apparition un peu tardive, le développement par poussées successives, la grande lenteur de la résolution.

5° Outre ces infections secondaires que nous avons observées, on peut dire que bien d'autres sont possibles : telle une infection par le pneumocoque (observation I); tel probablement le développement dans le poumon du microbe de l'érysipèle, que plusieurs auteurs ont soupçonné.

Pneumonie.

1° Le pneumocoque est l'organisme pathogène de la pneumonie franche, aiguë, fibrineuse.

2° Le pneumocoque peut aussi donner des lésions pulmonaires de disposition broncho-pneumonique : en sorte que l'on peut voir, chez un même malade, une pneumonie à droite et une broncho-pneumonie à gauche, toutes deux fonctions du pneumocoque.

3° Tant que l'infection primitive par le pneumocoque reste pure, la pneumonie ne suppure pas.

4° Toute pneumonie qui suppure, suppure par infection secondaire, et surtout par l'action du Streptococcus pneumoniæ.

5° Les microbes qui créent ces infections secondaires se greffent tantôt sur la lésion pneumonique primitive, dont ils altèrent le processus, tantôt se fixent en d'autres parties des poumons, où ils forment des broncho-pneumonies. Ces microbes sont :

Le Bacterium pneumoniæ de Weichselbaum, mieux nommé suivant nous Bacterium broncho-pneumoniæ.

Le Staphylococcus albus, rarement l'aureus.

Le Streptococcus pneumoniæ, qui est un organisme actif de suppuration.

Le Coccus jaune de Senger.

6° Ce sont le plus souvent ces infections secondaires qui donnent la forme clinique dite pneumonie typhoïde.

7° Ils peuvent encore infecter tout l'organisme et créer, comme l'a fait voir le professeur Jaccoud, une véritable infection purulente.

8° Ces divers micro-organismes paraissent pénétrer par les voies aériennes ; de là la nécessité, démontrée une fois de plus, d'une hygiène rigoureuse des malades.

IMPRIMERIE LEMALE ET Cⁱᵉ, HAVRE

9 782016 145364